AF553789

¡HOLA, MENOPAUSIA!

¡HOLA, MENOPAUSIA!

Tu mejor versión empieza ahora.

CARLOTA MÁÑEZ

Urano

Argentina – Chile – Colombia – España
Estados Unidos – México – Perú – Uruguay

1.ª edición: noviembre 2025

López de Hoyos, 92, Planta Baja Derecha – 28002 Madrid
www.edicionesurano.com

ISBN: 979-13-87662-16-5
E-ISBN: 979-13-87750-73-2
Despósito legal: M-19.616-2025

Fotocomposición: Urano World Spain, S.A.U.

Impreso por: Liberdúplex, S.L. – Ctra. BV 2249 Km 7,4
Polígono Industrial Torrentfondo – 08791 Sant Llorenç d'Hortons (Barcelona)

Impreso en España – *Printed in Spain*

Índice

Lejos de evitarla, de intentar retrasarla, de negarla... ¿Por qué simplemente no le dices «Hola, bienvenida a mi vida» y abrazas lo que trae consigo la menopausia, lo integras e intentas gestionarlo de la mejor manera posible?

Esta es la intención de este libro, ni más ni menos. Si no podemos evitar lo inevitable, convirtámoslo en una transición y una etapa agradable, tengamos las herramientas necesarias a mano para ir sorteando los pequeños baches que podamos ir encontrando, y acudamos y escuchemos a quienes saben y pueden explicarnos, en cada ámbito, qué podemos hacer bien y mejor. ¿Te apuntas a descubrirlo conmigo? Porque estoy como estás tú, como has estado o como estarás, en la frontera de los 50 y a punto de entrar en este terreno del que tanto se habla (antes tabú y ahora incluso de sobreinformación). Llevo casi 30 años dedicada a la divulgación de la salud y el bienestar en diferentes medios, formatos y de maneras diversas, y ahora, a las puertas de la menopausia, lo que me motiva es recoger lo aprendido, investigar más, hablar con especialistas... y brindarte las claves para que puedas (podamos) aceptar esta etapa desde el respeto y las ganas por conocernos más y cuidarnos por dentro y por fuera. Porque la menopausia puede ser una etapa transformadora que nos ofrezca una oportunidad para reflexionar, hacer balance y mirar hacia el futuro.

Si la mitad de la población estamos pasando, pasaremos o hemos pasado por la menopausia y, en concreto en España, ahora mismo, unas 13,5 millones de españolas se encuentran en esta llamada «segunda pubertad», ¿por qué ha costado tanto hablar de ello con naturalidad y desmitificar falsas creencias que han circulado de boca en boca durante años, la más dañina de las cuales, sin duda, ha sido compararla con la decadencia de la mujer, con una etapa de declive e invisibilidad?

Lo deseable es que las mujeres hablemos, que acudamos a fuentes de información fiables, que las hay y están a mano, como la Sociedad Internacional de Menopausia; la Asociación Española para el Estudio de la Menopausia (AEEM), dos de cuyas integrantes me han ayudado mucho con este libro; o la Sociedad Europea de Menopausia, que justamente este año 2025 celebra en España su congreso número 15, y que contará con los mejores especialistas del mundo en este ámbito.

Acompáñame en este recorrido sobre lo que se sabe de la menopausia y sobre cómo transitarla desde la salud y una perspectiva positiva, en el que iré integrando además las valiosas aportaciones de expertas en la materia. ¡Vamos!

Mi equipo de expertas

- M.ª José Alonso Osorio. Farmacéutica, miembro del Grupo de Trabajo de Productos Naturales de la AEEM.
- Dra. Constanza Bartolucci Konga. Médica sexóloga. Escuela Transdisciplinaria de Sexualidad (ETSex). Instituto Iberoamericano de Sexología (Insexibe).
- Dra. Marta Canals. Especialista en ginecología y obstetricia. Experta en menopausia por la AEEM. www.martacanalsginecologa.com
- Dra. Aurora Guerra Tapia. Especialista en dermatología. Hospital 12 de Octubre. Universidad Complutense de Madrid. Consulta dermatólogas Guerra. www.auroraguerra.com
- Marta Picó. Terapeuta psicocorporal formada en Shiatsu, TCI, Bioenergética, Eneagrama y Terapia Gestalt, especializada en el acompañamiento a mujeres en la etapa de la menopausia. www.mujerymenopausia.es/@mujerymenopausia
- Carla Plana. Dietista-nutricionista. Con consulta presencial, que compagina con la docencia y la divulgación en nutrición. www.carlaplana.com

- Irene Quiles Daza. Entrenadora especializada en climaterio y menopausia. Con centro físico en Ripollet (Barcelona) desde 1992, que combina con servicio *online* desde 2020. Actualmente tiene su propia *app* de entrenamiento: IQF ONLINE

Y la colaboración de la Dra. Natalia García Montaner, especialista en ginecología y obstetricia.

1

INTRODUCCIÓN A LA MENOPAUSIA

¿Qué me pasa?

Las mujeres representamos el 50% de la población mundial y todas pasaremos por la menopausia. Desafortunadamente, muchas lo haremos sin una comprensión completa —o incluso adecuada— de lo que nos está sucediendo, que va más allá de los cambios que podemos ir experimentando. La menopausia marca el fin de la menstruación, pero hay mucho más que saber sobre este viaje y sus implicaciones. Y una de las principales es tener claro que la menopausia es diferente para cada mujer, y que hay tantas menopausias como mujeres. Algunas notamos los cambios o señales físicas y emocionales de una manera intensa, mientras que otras tenemos una transición más fácil. Y es que mientras se estima que una de cada cuatro tiene pocos o ningún síntoma, una de cada cuatro describe sus síntomas como debilitantes, con un impacto significativo en su calidad de vida. Así que es posible que oigas decir a algunas amigas o familiares que pasaron por la menopausia sin problemas, mientras que otras la describen como una experiencia terrible, y nadie miente, sino que ambas experiencias son posibles, al igual que todos los grises que podamos encontrarnos entre estas dos realidades. Es importante reconocer que cada experiencia es diferente y a no juzgar la experiencia de las demás según la propia. Pero una cosa es cierta: la menopausia es mucho más que los sofocos y no sucede de la noche a la mañana. Lo que hemos de tener claro es que se trata de un proceso vital normal, quitarle la etiqueta de enfermedad que en el pasado y en algunos ámbitos se empeñan en poner, y que tenemos herramientas y especialistas que nos pueden ayudar en cada paso del camino. Porque a partir de los 50 años las mujeres empezamos a ser nosotras mismas y eso también es un camino de autodescubrimiento que se solapa con la menopausia y que necesitamos vivir con normalidad y positivismo, sin etiquetas de «enfermedad», «vejez», «locura»...

Este libro tiene como objetivo proporcionar herramientas accesibles y prácticas para cuidarnos y disfrutar de una vida más saludable y plena durante la etapa de la menopausia, así como en los años previos a esta transición. A lo largo de estas páginas, encontrarás información útil para afrontar los cambios físicos y emocionales propios de esta etapa, promoviendo el bienestar y la salud de manera integral.

Me centraré en ofrecerte recomendaciones sobre estilo de vida y hábitos saludables que incluyen aspectos como una alimentación equilibrada, manejo del estrés, actividad física y mejora del sueño. Estas prácticas no solo te ayudarán a entender mejor lo que te está sucediendo, sino también a cuidarte con amabilidad y conciencia, favoreciendo un enfoque más holístico para tu bienestar.

Es fundamental entender que la decisión de iniciar cualquier tratamiento, incluyendo la terapia hormonal de la menopausia (THM), debe ser tomada junto a profesionales de la salud, quienes podrán evaluar tu situación particular, la severidad de tus síntomas y tu historial médico. Cada mujer vive la menopausia de manera única, por lo que la consulta médica es clave para un enfoque personalizado y seguro.

En resumen, este libro pretende ser una guía de apoyo en tu camino hacia una menopausia más saludable, promoviendo el autocuidado, el bienestar emocional y físico, sin sustituir el consejo médico especializado.

Pero vayamos por partes, primero poniendo un poco de contexto, para seguir viendo después qué pasa a nivel biológico, y a partir de ahí iremos tirando del hilo.

Algunos datos sobre la menopausia

Un reciente estudio internacional realizado por Essity, líder global en higiene y salud, ha revelado importantes datos sobre la menopausia y cómo se percibe a nivel mundial. Con la participación de 16.000 personas en 11 países, el estudio se centra en las experiencias y percepciones de las mujeres, tanto de aquellas que aún no han iniciado conscientemente la menopausia como de las que ya han pasado por ella o están en proceso.

Entre los principales hallazgos, se destacan dos conclusiones clave que arrojan una visión preocupante sobre la falta de información y el tabú que aún rodea a este tema.

- En primer lugar, el estudio revela una notable falta de conocimiento entre las mujeres sobre los síntomas de la menopausia. Aunque el 52% de las mujeres que atraviesan esta etapa mencionan experimentar entre 1 y 3 síntomas, se estima que alrededor de 60 síntomas diferentes están asociados con la menopausia. Sin embargo, solo el 20% de las mujeres se sienten muy informadas sobre la menopausia y el impacto que tiene en su cuerpo. Además, un 61% de las participantes afirmó no haber encontrado campañas informativas que pongan el foco en los síntomas de la menopausia.

- En segundo lugar, el estudio muestra que la menopausia sigue siendo un tema tabú. La mitad de las mujeres postmenopáusicas considera que hablar de la menopausia es un asunto delicado, y el 52% de ellas señala que esto se debe a la aversión generalizada a hablar sobre el «deterioro» del cuerpo. Además, un 42% de las mujeres evita compartir su experiencia con su pareja.

En relación con esto, varias celebridades se han hecho eco de ello. La actriz británica Naomi Watts, por ejemplo, en su libro *Dare I Say It: Everything I Wish I'd Known About Menopause*, donde comparte su vivencia personal, destaca la importancia de abordar la menopausia sin vergüenza y con información adecuada, señalando que muchas mujeres han sufrido en silencio debido a la falta de conversación abierta sobre el tema. O la ex primera dama de EE. UU., Michelle Obama, que, al hablar sobre su experiencia con la menopausia, subraya la importancia de la atención sanitaria y el bienestar de las mujeres, así como de tener información, que considera que es escasa.

Estos datos subrayan la necesidad urgente de una mayor educación y visibilidad sobre la menopausia, así como de la importancia de romper los tabúes que persisten alrededor de este tema, con el fin de fomentar una conversación abierta y honesta que favorezca el bienestar de las mujeres en esta etapa de la vida. De todo ello hablaremos más detenidamente.

No estás sola

Desde el año 2000, el 18 de octubre se conmemora el Día Mundial de la Menopausia, una jornada destinada a aumentar la conciencia pública sobre la menopausia y el climaterio, al tiempo que se promueve la salud y el bienestar de las mujeres en esta etapa de la vida. Los principales objetivos de esta fecha son:

1. **Educación y sensibilización:** proporcionar información clara y precisa sobre los síntomas, tratamientos y cuidados relacionados con la menopausia, para que las mujeres y la sociedad en general comprendan mejor esta fase.
2. **Promoción de la salud:** fomentar hábitos saludables que contribuyan a mejorar la calidad de vida de las mujeres durante y después de la menopausia, como ejercicio, nutrición adecuada y cuidado emocional.
3. **Eliminación de estigmas:** desmitificar y reducir los tabúes que históricamente han rodeado la menopausia. Se busca promover una visión positiva de esta etapa natural de la vida, favoreciendo su aceptación y comprensión social.

El Día Mundial de la Menopausia fue instaurado por la Organización Mundial de la Menopausia (OMM), una entidad internacional que se dedica a promover la salud de las mujeres en la menopausia y postmenopausia. Fundada en 1978, la OMM trabaja para mejorar el bienestar de las mujeres mayores de 45 años a través de la educación y la investigación científica. Desde su creación, ha sido fundamental en la promoción de políticas y programas de salud que aborden las necesidades de esta población, reconociendo que la menopausia es una etapa natural en la vida de las mujeres, aunque conlleva desafíos físicos, emocionales y sociales.

La elección del 18 de octubre como fecha de conmemoración no fue arbitraria. Esta fecha coincide con el inicio del otoño en el hemisferio norte, una estación que simboliza el cambio y la transición, al igual que ocurre en la vida de las mujeres durante esta etapa.

Este día no solo se celebra con actividades educativas y eventos de sensibilización, sino que también promueve el acceso a la atención médica y la investigación sobre la menopausia. A lo largo de los años, la jornada ha ganado relevancia a nivel global, con el objetivo de erradicar mitos y estigmas en torno a la menopausia, favoreciendo un enfoque positivo, informativo y de apoyo hacia las mujeres en esta fase de la vida.

El lema del Día Mundial de la Menopausia 2024 fue «Conectar para entender», una frase que destaca la importancia de fortalecer la comunicación y el apoyo entre las mujeres, los profesionales de la salud y la sociedad en general. La meta es crear un entorno de comprensión y empatía para abordar de manera integral las implicaciones físicas y emocionales de la menopausia.

Aún queda mucho por hacer

A lo largo de la historia, la menopausia y el climaterio han sido temas ignorados o minimizados, aunque se han mencionado en diversos contextos históricos, literarios y culturales. Desde la Antigüedad, ya se reconocían los cambios en las mujeres durante esta etapa, como el cese de la menstruación, asociado con el fin de la fertilidad. Filósofos como Hipócrates y Aristóteles mencionaban el cese de las menstruaciones alrededor de los 50 años. En la literatura y la religión, como en el Génesis, la menopausia se trataba simbólicamente, a veces con elementos sobrenaturales.

Durante la Edad Media y el Renacimiento, las mujeres postmenopáusicas fueron vistas de manera negativa, asociadas con la vejez, la decrepitud e incluso con características maléficas, como las brujas. Sin embargo, también se les atribuía sabiduría por su experiencia de vida. En siglos posteriores, como en el siglo XVIII, la menopausia fue vista como una pérdida social, y en el siglo XIX comenzaron a reconocerse sus efectos más allá de la ausencia de menstruación, incluyendo cambios psicológicos.

A mediados del siglo XX, la investigación sobre la menopausia avanzó, especialmente en lo que respecta a la terapia de reemplazo hormonal y los beneficios de los estrógenos. Con el tiempo, diferentes culturas han tenido distintas visiones sobre esta etapa, pero todas han influido en la forma en que se percibe el climaterio en la sociedad.

La menopausia ha ganado visibilidad en los últimos 30 años, es cierto, especialmente debido a un cambio en cómo las mujeres afrontan su salud, autocuidado y bienestar. Destaco aquí algunos momentos clave del siglo pasado que han ayudado a que se hable más abiertamente sobre esta etapa:

- Durante las décadas de 1960 y 1970, aunque el tema de la menopausia seguía siendo un tabú, los movimientos feministas ganaron fuerza y ayudaron a que se hablara más sobre la salud femenina en general. Nos comenzamos a cuestionar los roles tradicionales y a exigir que se reconociera la importancia de todas las etapas de la vida femenina.

- A finales de 1980, algunas mujeres célebres y escritoras empezaron a hablar abiertamente sobre la menopausia. Por ejemplo, Betty Friedan, autora de *La mística de la feminidad*, trató la menopausia en su libro *The Fountain of Age* (1993), donde abordó los cambios que enfrentan las mujeres en la mediana edad y cómo estos pueden transformarse en una nueva etapa de empoderamiento.

- Ya en la década de 1990, la menopausia comenzó a ser tratada más ampliamente en los medios de comunicación, libros y programas de salud como un tema relevante para las mujeres de mediana edad. Durante estos años, se popularizó la idea de que la menopausia no representaba un «fin» de la feminidad, sino un cambio de fase, y comenzaron a surgir más recursos sobre cómo manejar los síntomas. Programas como el de Oprah Winfrey contribuyeron a desmitificar el tema. Más tarde, celebridades como Jane Fonda empezaron a compartir sus experiencias personales, lo que permitió que más mujeres se sintieran cómodas hablando de síntomas como los sofocos, los cambios emocionales, la sequedad vaginal, etc.

En los últimos años, la conversación sobre la menopausia se ha normalizado en todo tipo de medios, desde el cine hasta la literatura, y en plataformas de redes sociales. Los movimientos por la salud femenina, como el Día Mundial de la Menopausia, han ganado impulso. Celebridades de todo el mundo han hablado públicamente de sus experiencias, ayudando a romper los tabúes.

Las redes sociales han permitido que muchas mujeres compartan sus experiencias personales y encuentren apoyo *online*. Además, existen más recursos educativos disponibles sobre la menopausia, tanto para las mujeres que la atraviesan como para sus familias. Las conversaciones sobre bienestar y empoderamiento siguen creciendo, y la menopausia ya no se ve como algo que debe ocultarse, sino como una etapa más en el ciclo de la vida femenina que puede vivirse con salud y dignidad.

Pero persisten los falsos mitos...

Es un hecho que la menopausia ha pasado de ser un tema silenciado a una cuestión más abierta y discutida, especialmente en las últimas dos décadas. Esto ha sido impulsado por los movimientos feministas, celebridades que comparten sus experiencias, y un enfoque creciente en la salud femenina en todas sus etapas. Aunque el tema ya es más conocido y se abordan los mitos comunes a través de libros, pódcasts, centros especializados e *influencers*, aún queda trabajo por hacer, ya que muchos de estos mitos siguen generando confusión. ¿Te suenan?

1. Solo ocurre a una cierta edad

Aunque es común que la menopausia se presente entre los 45 y 55 años, no existe una edad estricta. La menopausia puede ocurrir antes o después, y cada mujer experimenta este proceso de manera diferente. Tampoco existe una relación directa entre la edad de la menarquia y la menopausia. Los factores que influyen en el momento de la menopausia son diversos, como la genética, la salud general y el estilo de vida.

2. Todas la pasamos igual

Es común pensar que todas las mujeres tendrán los mismos síntomas o que la menopausia siempre se experimenta de la misma manera. Sin embargo, la experiencia de la menopausia varía considerablemente de una mujer a otra. Factores como la genética, el estilo de vida y la salud general influyen en cómo se vive esta etapa. No todas las mujeres desarrollarán osteoporosis, ni todas experimentarán un deterioro cognitivo o emocional, como algunos mitos sugieren.

3. Voy a engordar, así que haré dieta

Aunque algunas mujeres pueden notar un cambio en su peso durante la menopausia debido a cambios hormonales, no es un hecho inevitable. Una dieta equilibrada, ejercicio regular (desterrar también el mito de que no se puede hacer ejercicio de alta intensidad) y control del estrés pueden ayudar a mantener un peso saludable. Y hay que huir de dietas restrictivas, que reduzcan drásticamente el aporte calórico. Se debe tener presente que es importante moverse, y combinar ejercicio de fuerza con aeróbico, para prevenir la pérdida de masa muscular y ósea, común en esta etapa.

4. Se acabó el sexo

Muchas mujeres creen que, debido a la disminución de los niveles hormonales, la menopausia reduce el deseo sexual o hace que el sexo sea doloroso. Sin embargo, con el enfoque adecuado, la vida sexual puede continuar siendo satisfactoria. Como expresa muy bien la psicoterapeuta Marta Picó, «es un momento de descubrir que tu sexualidad toma matices distintos que todavía no sabes muy bien cómo explorar, pero que irás descubriendo».

5. Imposible quedarme embarazada

Algunas mujeres pueden seguir siendo fértiles en los años previos. La menopausia se confirma tras 12 meses consecutivos sin menstruación, pero antes de este punto, en la perimenopausia, aún es posible concebir, ya que la ovulación puede ocurrir en momentos impredecibles. Por tanto, si no quieres quedarte embarazada es importante utilizar métodos anticonceptivos en la perimenopausia.

6. Solo afecta físicamente

Si bien las manifestaciones físicas pueden ser evidentes, como los sofocos y los cambios en los ciclos menstruales, la menopausia también afecta emocionalmente. Muchas mujeres experimentan ansiedad, decaimiento o cambios en el estado de ánimo.

7. Necesitaré THM sí o sí

No todas las mujeres necesitan terapia hormonal para lidiar con los síntomas de la menopausia. Existen tratamientos no hormonales y cambios en el estilo de vida que también pueden ser efectivos. Aunque hubo un estudio que inicialmente asoció los tratamientos hormonales con riesgos para la salud, los avances científicos han demostrado que, cuando se administran adecuadamente, no solo son seguros, sino que también pueden resultar muy eficaces para controlar los síntomas de la menopausia.

8. Las consecuencias de la menopausia se exageran

Los síntomas de la menopausia, como los sofocos, la sudoración nocturna y la alteración del sueño, pueden ser muy incómodos, pero en algunos casos también pueden tener un impacto en la calidad de vida y la salud mental, y deben ser tratados adecuadamente. Cada mujer es un mundo y hay que respetar cada vivencia.

9. Todas las mujeres tendremos osteoporosis

Esto no se puede afirmar de forma tan categórica, pues no afecta a todas las mujeres por igual al intervenir factores de riesgo como la delgadez, los antecedentes familiares de primer grado de osteoporosis, los antecedentes personales de fractura, o la coexistencia de alguna enfermedad que curse con alteración del metabolismo del calcio, como la artritis reumatoide.

La conclusión es que es importante desmitificar estos conceptos y hablar abiertamente sobre la menopausia para ofrecer información precisa y apoyo adecuado. ¡Empecemos!

¿Qué es la menopausia?

La Organización Mundial de la Salud (OMS) define la menopausia natural como el cese permanente de la menstruación, determinado de manera retrospectiva tras 12 meses consecutivos sin regla, sin causas patológicas. Se trata de un evento biológico natural debido a la menor producción de las hormonas que habitualmente produce el ovario, estrógeno y progesterona, y que va acompañado por la pérdida de la capacidad reproductiva. Sin embargo, esta definición simple se llena de matices cuando se examina caso por caso, ya que estos años no solo marcan el final de los ciclos reproductivos de una mujer, sino también el inicio de una nueva etapa en la vida.

La menopausia suele ocurrir entre los 45 y 55 años, «con una media en España que se sitúa en torno a los 50-52 años, más bien hacia los 52», comenta la Dra. Marta Canals, ginecóloga especializada en menopausia. A diferencia de cuando comienza en la juventud, la menstruación rara vez se detiene de manera abrupta. La disminución de estrógenos se va estableciendo progresivamente varios años antes, de manera que «los cambios empiezan a notarse antes, unos 2-3 años antes del cese definitivo». Este periodo de transición entre la edad fértil y la no fértil se conoce como «climaterio». Durante esta etapa, es común experimentar irregularidades en el ciclo menstrual, hasta que este desaparece definitivamente. Es útil registrar estos cambios en un diario, que no solo nos servirá a nosotras, sino también para compartir con los especialistas.

Por lo tanto, la menopausia solo puede definirse de manera retrospectiva, después de un año completo sin menstruación. Médicamente hablando, una mujer alcanza oficialmente la menopausia cuando no ha tenido su periodo durante 12 meses consecutivos. Si la menstruación se detiene durante varios meses y luego se reanuda, el conteo para la menopausia comienza de nuevo. Y si, después de este año, «se produce algún sangrado, es importante acudir a consulta porque podría tratarse de un pólipo u otro problema que conviene evaluar», advierte la Dra. Canals, que también remarca que tras un año sin menstruación no hace falta ninguna prueba de análisis para su diagnóstico, ni ir mirando las hormonas para ver si nos acercamos a la menopausia.

¿Cómo se vive la menopausia?

La experiencia de la menopausia varía ampliamente entre las mujeres, dependiendo de factores como el entorno personal, familiar, laboral, cultural y socioeconómico. Las actitudes previas hacia la menopausia también influyen en la percepción e intensidad de los síntomas[1]. La terapeuta corporal especializada en menopausia, Marta Picó, destaca que «esta etapa pone de manifiesto aspectos de la mujer que a menudo habían quedado ocultos o no percibidos, y que están relacionados con su vida personal, profesional y emocional».

Entre los cambios más característicos de esta etapa, que suelen aparecer temprano, se encuentran los sofocos. Sin embargo, la Dra. Canals señala que «uno de los primeros cambios que observan mis pacientes es un aumento de volumen en la zona abdominal. Este fenómeno puede explicarse por la disminución de los niveles de estrógeno, lo que ralentiza el metabolismo. Como resultado, incluso manteniendo la misma dieta y nivel de actividad física, el cuerpo experimenta modificaciones en su composición». Se pasa de la típica forma de «pera» a la de «manzana», más común en los hombres,

---

1. Melby, M. K., Lock, M., Kaufert, P. A. (2005). *Women's health in midlife: The influence of the menopause, social factors and health in earlier life*. Maturitas, 50(1), 1-9.

con la acumulación de grasa en la parte superior del cuerpo, en lugar de en nalgas y piernas, como era antes. Además, es frecuente el dolor en las articulaciones, especialmente en codos y manos, así como cierto nerviosismo, cansancio e insomnio. Es una etapa vital muy exigente para la mujer, tanto a nivel familiar como laboral. Por ello, es fundamental llegar a esta etapa con un buen estilo de vida y hábitos saludables que permitan transitarla de la mejor manera, tanto física como emocionalmente. Los sofocos y la sequedad vaginal, entre otros síntomas, son comunes, pero, aunque estos puedan durar entre 2 y 3 años, la falta de estrógenos (que antes nos protegían) tiene también consecuencias a largo plazo, como el desarrollo de osteoporosis y un aumento en la incidencia de enfermedades cardiovasculares.

Para afrontar mejor las alteraciones de esta etapa, es esencial adoptar un estilo de vida saludable que incluya una alimentación sana y equilibrada, ejercicio físico regular y la moderación de hábitos perjudiciales como fumar o el exceso de alcohol o cafeína. Mantener una actitud positiva y abierta también ayudará a sentirse mejor y a afrontar los cambios de forma constructiva.

¿Climaterio o menopausia?

Frecuentemente se utilizan como sinónimos los términos «menopausia» y «climaterio», aunque su significado no es el mismo. La menopausia se refiere al momento específico en que cesa la menstruación, lo cual suele ocurrir alrededor de los 50 años, mientras que el climaterio abarca el periodo anterior y posterior a la aparición de la menopausia, y suele durar entre 5 y 15 años. La función ovárica no cesa de forma abrupta, sino que va disminuyendo progresivamente.

El climaterio, por tanto, es un periodo de transición que se extiende durante años, antes y después de la menopausia, como consecuencia del agotamiento ovárico, asociado a una disminución en la producción de estrógenos. Con el tiempo, los ovarios pierden la capacidad de producir hormonas, folículos y ovocitos.

Durante la menopausia, la disminución de estrógenos y progesterona es la principal causa de los síntomas más característicos de esta etapa. Aunque los niveles de testosterona también disminuyen, sus efectos son menos visibles, si bien contribuyen a la sensación general de decaimiento, pérdida de deseo sexual y otros cambios.

- **Estrógenos:** son un grupo de hormonas sexuales femeninas clave para la regulación del ciclo menstrual, la salud reproductiva y el desarrollo de características sexuales secundarias en las mujeres, como el crecimiento de los senos y la distribución de la grasa corporal. Durante el ciclo menstrual, los estrógenos regulan el crecimiento y la maduración de los óvulos en los ovarios, además de preparar el revestimiento del útero (endometrio) para un posible embarazo. A nivel general, los estrógenos también tienen efectos importantes sobre el corazón, los huesos, la piel y el sistema nervioso, ayudando a mantener la salud cardiovascular y ósea, así como a regular el estado de ánimo y la función cognitiva.
    - **Qué pasa con los estrógenos en la menopausia:**
        - En la menopausia, los niveles de estrógeno disminuyen significativamente debido a la reducción de la función ovárica. Esto causa muchas de las manifestaciones típicas de la menopausia, como sofocos, sequedad vaginal, alteraciones del sueño y cambios emocionales.
        - La falta de estrógenos también aumenta el riesgo de osteoporosis (pérdida ósea) y problemas cardiovasculares a largo plazo.

- **Progesterona:** es clave en la segunda mitad del ciclo menstrual, después de la ovulación. Su función principal es preparar el útero para un posible embarazo, promoviendo el engrosamiento del revestimiento uterino para que un óvulo fertilizado pueda implantarse. Si no hay fertilización, los niveles de progesterona caen, lo que provoca la menstruación. A medida que los niveles de progesterona disminuyen en la perimenopausia, los patrones de sueño pueden alterarse. La progesterona puede ayudar con el sueño y actuar como un calmante natural para algunas personas.

  - **Relación con la menopausia:** en la menopausia, los niveles de progesterona también disminuyen significativamente debido a la falta de ovulación. Esto tiene efectos como insomnio y cambios en el estado de ánimo. Además, la progesterona es necesaria para equilibrar los efectos del estrógeno, por lo que la disminución de ambas hormonas puede aumentar el riesgo de desequilibrios hormonales.

- **Testosterona:** aunque comúnmente se asocia con los hombres, las mujeres también producen testosterona (en menor cantidad) en los ovarios y las glándulas suprarrenales. Los niveles de testosterona alcanzan su pico en la adolescencia y la veintena, y comienzan a disminuir de manera constante a lo largo de la vida, a partir de los 30 años. En las mujeres, la testosterona desempeña un papel importante en la salud ósea, la libido (deseo sexual), la energía y la musculatura. También influye en el estado de ánimo y la función cognitiva.

  - **Relación con la menopausia:** aunque no se menciona tanto como las dos anteriores, durante la menopausia los niveles de testosterona también disminuyen, lo que puede afectar el deseo sexual, la energía y la musculatura. Las mujeres pueden experimentar una disminución de la libido o sentir menor energía y vitalidad.

¿Estoy en el momento adecuado para que me suceda?

La menopausia puede ser confusa. Ninguna mujer tiene exactamente la misma experiencia, y pocas saben cuándo comienza la perimenopausia. La menopausia puede llegar de forma natural, o bien debido a una cirugía o tratamiento médico. Puede ocurrir temprano o tarde, de manera lenta o abrupta. La transición hacia la menopausia no sigue un único patrón.

La menopausia puede producirse de forma natural, prematura o artificial. Aproximadamente el 90% de las mujeres experimentan la menopausia de forma natural alrededor de los 50 años, con límites que oscilan entre los 42 y los 56. En España, el 47% de las mujeres experimentan la menopausia entre los 46 y los 50 años, y un 32% entre los 51 y los 55. Sin embargo, también puede suceder de otras formas:

- **Menopausia natural:** es la forma más común de experimentar la menopausia, cuando el último periodo ocurre entre los 45 y los 55, con una edad promedio de 51 años.

- **Insuficiencia ovárica primaria (IOP):** ocurre cuando los ovarios de una mujer dejan de funcionar correctamente antes de los 40 años, y puede deberse a diversas causas (predisposición genética, trastornos autoinmunes, tabaquismo…).

- **Menopausia temprana:** se da cuando el cese de la regla ocurre entre los 40 y 45 años, y requiere tratamiento para evitar complicaciones como la osteoporosis y enfermedades cardiovasculares.

- **La menopausia tardía:** se produce cuando una mujer tiene su último periodo después de los 55 años.

- **La menopausia médica:** puede ser causada por tratamientos médicos como quimioterapia, radioterapia y terapia de supresión ovárica. Debido a que ocurre inmediatamente después de un tratamiento, y no gradualmente como la menopausia natural, la menopausia médica suele ir acompañada de síntomas más graves.

- **La menopausia quirúrgica:** acontece cuando la regla acaba como resultado de una ooforectomía bilateral (cuando se extirpan los ovarios) o una histerectomía radical (cuando se extirpan el útero y los ovarios), pues ambas eliminan los órganos productores de hormonas del cuerpo. En este caso los síntomas se experimentan de forma más intensa que quienes llegan a la menopausia de manera natural debido al cambio súbito y extremo en los niveles hormonales.

¿Qué etapas voy a pasar/estoy pasando?

Dentro de este periodo de transición entre el estado fértil y el no reproductivo se pueden establecer tres fases:

Perimenopausia

Este término se refiere al periodo de transición que ocurre antes de la menopausia, durante el cual las mujeres experimentamos cambios hormonales. La perimenopausia se desencadena cuando los niveles de estrógeno y progesterona comienzan a fluctuar de manera errática, lo que provoca síntomas relacionados. Esta fase puede durar varios años, abarcando el tiempo en que las menstruaciones empiezan a volverse irregulares hasta que cesan por completo.

El término «premenopausia» es menos utilizado y no es tan preciso. Aunque a veces se usa de manera coloquial para referirse a la etapa anterior a la menopausia, en términos médicos se prefiere «perimenopausia» para describir esta fase de transición. La duración de la perimenopausia varía considerablemente, desde meses hasta años, pero generalmente dura entre 4 y 8 años. Durante esta etapa, aunque los ovarios siguen segregando estrógenos, se produce un declive en su actividad, lo que provoca menstruaciones cada vez más irregulares. Es común ver ciclos más cortos, de 25, 23, o incluso 21 días, con reglas más largas y abundantes.

¿Sabías que...?

Se estima que las mujeres nacen con alrededor de uno a dos millones de óvulos inmaduros (ovocitos) en sus ovarios. Al llegar a la pubertad, este número se reduce drásticamente a unos trescientos o cuatrocientos mil. Solo una pequeña fracción de estos óvulos madurará alguna vez. La perimenopausia comienza cuando los ovarios empiezan a quedarse sin óvulos. A medida que disminuye el número de óvulos, los niveles hormonales de estrógeno y progesterona se vuelven más erráticos y, eventualmente, disminuirán.

Perimenopausia y anticoncepción

Aunque la mayoría de las mujeres tiene menos probabilidades de quedar embarazadas después de los 45 años (sin tratamiento de infertilidad), aún es posible, especialmente si se tienen periodos regulares y se mantienen relaciones sexuales con regularidad. Por ello, es importante recordar que, si no queremos quedarnos embarazadas, debemos continuar utilizando algún tipo de anticonceptivo hasta la menopausia. La Dra. Canals comenta que «antes de los 50, para no usar métodos anticonceptivos, deben pasar dos años completos sin regla; y después de los 50, con un año es suficiente».

Menopausia

Esta es la segunda fase, el momento específico cuando se produce la última menstruación. Se diagnostica después de 12 meses consecutivos sin regla y suele ocurrir entre los 45 y 55 años, aunque esto varía entre mujeres. Durante la menopausia, las mujeres experimentan cambios hormonales, principalmente una disminución de los niveles de estrógeno, lo que puede provocar una serie de cambios y síntomas asociados. Sin embargo, la menopausia no solo se trata de los síntomas, como exploraremos más adelante.

Postmenopausia

La postmenopausia se refiere a los años que siguen a los 12 meses consecutivos sin menstruación. Muchas mujeres vivirán más de 30 y 40 años después de la menopausia, lo que a menudo se conoce como «los años postmenopáusicos». Aunque muchas mujeres que experimentaron síntomas durante la perimenopausia descubrirán que estos se estabilizan, algunas no lo vivirán así. Contraria a la creencia popular, la postmenopausia no significa necesariamente la ausencia de síntomas. Un estudio realizado en 2020 en mujeres australianas y publicado en 2015 en la revista de la Sociedad Norteamericana de Menopausia[2] encontró que el 42 % de las mujeres entre 60 y 65 años todavía experimentaba sofocos, y más del 60 % padecía síntomas genitourinarios. Lo más habitual, sin embargo, es que los síntomas duren entre 2 y 3 años. En esta etapa, los niveles de estrógeno siguen siendo bajos, y aunque algunos síntomas de la menopausia, como los sofocos, pueden disminuir con el tiempo, algunas mujeres continúan experimentando efectos. El riesgo de ciertas condiciones de salud, como la osteoporosis y enfermedades cardiovasculares, aumenta debido a la disminución de estrógeno.

Aunque no hay un punto exacto que marque el fin de esta fase, podemos decir que la postmenopausia dura el resto de la vida. Dicho así, suena poco alentador, pero como intentaré transmitir a lo largo del libro, el concepto menopausia es solo una etiqueta para una etapa que debe ser vista como una oportunidad de cambio, plenitud y bienestar para la mujer.

En resumen, la menopausia marca el fin de los ciclos menstruales, mientras que la postmenopausia es la fase que sigue, cuando la mujer ya no tiene menstruación y su cuerpo continúa adaptándose a los cambios hormonales.

LLEGAR MEJOR A LA MENOPAUSIA

Con la menopausia, los niveles de estrógeno disminuyen, dejándonos más desprotegidas frente a algunos trastornos, como los cardiovasculares, la osteoporosis o la sequedad vaginal. Por ello, cuanto más tarde llegue la menopausia, mejor será para nuestra salud emocional y sexual, ya que unos

2. Davis, S. (2015). *Menopause Matters*. Australasian Menopause Society.

niveles más altos de estrógenos durante más tiempo se asocian con un mejor estado de ánimo y calidad de vida.

Aunque no existe una manera eficaz de prevenir la menopausia ni marcadores precisos para detectar la edad en que ocurrirá, podemos llegar a ella en buen estado de salud física y mental, siguiendo algunos hábitos saludables que nos beneficiarán:

- Evitar el consumo de alcohol y tabaco.

- Exponerse al sol entre 10 y 15 minutos al día para obtener vitamina D, cuyo déficit se asocia con menopausia precoz y osteoporosis.

- Seguir una dieta saludable, variada y equilibrada, rica en frutas, verduras, legumbres y pescados (especialmente los azules, ricos en omega-3). Evitar las grasas saturadas y los azúcares.

- Practicar ejercicio aeróbico y de fuerza de manera regular.

- Descansar bien por la noche, lo cual se puede lograr relajándose antes de dormir con actividades como meditación, yoga, infusiones relajantes o lectura.

¿Qué es la menopausia precoz?

La insuficiencia ovárica primaria (IOP) ocurre cuando los ovarios dejan de producir hormonas antes de los 40 años. En este caso, hormonas esenciales como estrógenos, progesterona y andrógenos en las cantidades consideradas normales. Esto impide la liberación regular de óvulos o solo lo hace de forma intermitente, lo que da lugar a la ausencia de menstruación. Sin embargo, algunas mujeres con IOP pueden continuar menstruando de manera esporádica e incluso, en ciertos casos, quedarse embarazadas. Antes se utilizaban términos como «insuficiencia ovárica prematura» o «menopausia prematura» o «menopausia precoz», pero pueden ser confusos, ya que no todas las mujeres con IOP dejan de menstruar por completo ni tienen los ovarios completamente agotados. La IOP afecta a alrededor de 1 de cada 1000 mujeres menores de 30 años y a 1 de cada 100 antes de los 40.

¿Qué causa la IOP?

En caso de cese de la menstruación, es importante acudir al ginecólogo, ya que no siempre significa que los ovarios ya no funcionan. El especialista realizará pruebas para determinar la causa, que puede ser:

- **Genética:** muchas mujeres con menopausia precoz tienen antecedentes familiares, lo que sugiere un componente genético, aunque aún no se ha identificado el gen responsable. En algunos casos, la IOP es causada por defectos genéticos como el síndrome de Turner o el síndrome del cromosoma X frágil.

- **Enfermedades autoinmunes:** las mujeres con enfermedades autoinmunes, como lupus o artritis reumatoide, tienen un mayor riesgo de sufrir menopausia precoz, ya que los anticuerpos generados por su sistema inmunitario pueden afectar a los ovarios.

- **Tabaquismo:** fumar acelera la menopausia, por lo que las mujeres fumadoras suelen experimentarla antes que las no fumadoras.

- **Exposición a tóxicos.**

- **Tratamientos médicos:** algunos tratamientos como la quimioterapia o radioterapia para el cáncer pueden inducir la menopausia. En estos casos, se puede considerar la congelación de óvulos antes del tratamiento para preservar la fertilidad.

En muchos casos, no se identifica una causa específica para la IOP, pero el riesgo aumenta si hay antecedentes familiares. Es fundamental un diagnóstico temprano para poder actuar adecuadamente.

Consecuencias

Cuando los niveles de estrógeno son bajos o nulos, hay un mayor riesgo de desarrollar:

- **Infertilidad (esterilidad):** al cesar la función ovárica, la capacidad de concebir de manera natural desaparece. No se puede restablecer la función del ovario con ningún tratamiento, aunque un 5-10% de las mujeres pueden concebir de forma espontánea.

- **Osteoporosis/desmineralización ósea:** debido a la falta de estrógenos, se produce un aumento de la fragilidad de los huesos, lo que conlleva un mayor riesgo de fracturas.

- **Riesgo cardiovascular:** los estrógenos protegen el sistema cardiovascular, lo que reduce la incidencia de enfermedades del corazón en mujeres jóvenes. Su descenso aumenta el riesgo cardiovascular.

- **Enfermedades autoinmunes:** en estas mujeres, es importante valorar periódicamente otras glándulas, como el tiroides y la suprarrenal, para detectar posibles deficiencias asociadas al fallo ovárico.

- **Cambio en el estado de ánimo:** la pérdida inesperada de la función ovárica puede causar una tristeza persistente en quienes lo padecen.

Tratamiento

El manejo de la menopausia precoz se centra en mitigar sus efectos, ya que no existe un tratamiento que recupere la función ovárica. El tratamiento variará según la causa subyacente, pero la forma más común es la terapia hormonal sustitutiva (THS). Y en todo caso será el médico quien sugiera el más adecuado, así como alternativas según el caso y para alguno de los síntomas.

Deseo de gestación

Uno de los mayores desafíos para las mujeres con fallo ovárico precoz es la dificultad para concebir. En casos de insuficiencia ovárica espontánea con cariotipo normal, los ovarios pueden presentar actividad intermitente, y en un 5-10% de las parejas podría ocurrir un embarazo espontáneo. No hay pruebas que aseguren que esto sucederá, y los tratamientos actuales de estimulación de la ovulación no son eficaces para activar los ovarios en estos casos. A pesar de las dificultades, las tecnologías de fertilización asistida ofrecen opciones, como la donación de óvulos. Cada mujer o pareja puede elegir la opción que mejor se adapte a sus circunstancias médicas y creencias. No hay que conocer la reserva ovárica, lo importante es gestar joven o congelar ovocitos; si hay IOP entonces hay que ir a tratamientos de fertilidad, comenta la Dra. Canals.

2

CÓMO IMPACTA LA MENOPAUSIA EN LA SALUD INTEGRAL: FÍSICA, EMOCIONAL, MENTAL Y SEXUAL

La menopausia es una etapa natural en la vida de toda mujer, un proceso de transición que marca el final de la fertilidad y el comienzo de una nueva fase. A lo largo de esta etapa, muchas mujeres experimentan una serie de cambios, tanto físicos como mentales y emocionales, que pueden variar en intensidad, pero que son completamente normales. Estos cambios, aunque a menudo asociados con molestias o inquietudes, no deben ser vistos como una enfermedad ni como una condena. Es fundamental entender que cada mujer vivirá esta etapa de manera única, pero también es esencial reconocer que existen numerosas maneras de afrontar estos cambios con optimismo, conocimiento y, sobre todo, con la certeza de que se puede seguir viviendo de manera plena y satisfactoria.

A lo largo de este capítulo, exploraremos cómo los cambios físicos, como los sofocos o la alteración del sueño, se pueden manejar de manera efectiva, así como las emociones fluctuantes que muchas experimentan, ofreciendo estrategias y consejos para vivir bien durante la menopausia, sin sentir que se ha perdido el control. La menopausia no es el fin de una etapa, sino el comienzo de una nueva oportunidad para redescubrirse, adaptarse y disfrutar de la vida con una perspectiva fresca y renovada.

Impacto en la salud física

Como hemos visto, la menopausia es el cese de la actividad del ovario, que durante la vida fértil de la mujer cumple una función reproductiva (producción de óvulos) y endocrina (producción de estrógenos y progestágenos). Este cese se produce de forma fisiológica, y en promedio, en España, ocurre entre los 50 y los 52 años.

Este cambio hormonal, especialmente debido al déficit de estrógenos, puede ocasionar una amplia gama de síntomas en un 80% de las mujeres. Sin embargo, en un 30% de los casos, estos pueden ser muy severos y afectar de manera significativa la calidad de vida. Incluso en mujeres asintomáticas, el déficit de estrógenos tiene repercusiones a largo plazo, como la osteoporosis y riesgos cardiovasculares. Si consideramos que la esperanza de vida promedio de la mujer en España es de 86 años, esto significa que más de un tercio de su vida será en estado postmenopáusico. Por ello, se han desarrollado tratamientos para paliar la sintomatología de la menopausia y prevenir sus efectos a largo plazo. Nos referimos a la terapia hormonal de la menopausia (THM) —antes llamada terapia hormonal sustitutiva, THS— (que explicaremos brevemente al final del libro). Sin embargo, más allá de esto, como mencionamos al inicio del libro, nos centraremos en lo que podemos hacer como parte de nuestro estilo de vida para sentirnos mejor y vivir esta etapa con plenitud.

Los síntomas afectan a distintos niveles:

- Síntomas neurovegetativos: sofocos, sudoración, palpitaciones, insomnio.
- Síntomas locales genitourinarios: atrofia, dolor durante las relaciones sexuales y disfunciones urinarias.
- Síntomas cutáneos: mayor deshidratación y flacidez de la piel.
- Síntomas psicológicos: labilidad emocional, bajo ánimo, irritabilidad, nerviosismo, disminución de la libido, cansancio, pérdida de concentración y memoria.

- Síntomas a largo plazo silenciosos: osteoporosis y enfermedades cardivasculares.

Todas estas situaciones se podrían revertir si restauráramos los estrógenos, cuya ausencia es la causante. Entonces, surge la pregunta: ¿por qué no se administran estrógenos a todas las mujeres para evitar esta lista de síntomas que pueden llegar a ser desagradables e incapacitantes? La respuesta es que el cuerpo de la mujer está diseñado para tener estrógenos durante una fase limitada de su vida, y prolongarlos puede tener efectos secundarios. Por tanto, es necesario evaluar cada caso de manera individual.

Lo que sí podemos hacer todas es intentar llegar a los 50 años con un cuerpo y una mente en forma. Esto nos ayudará a afrontar esta etapa con mayor bienestar y seguridad, y a seguir cuidándonos después, para poder asimilar mejor los cambios y las señales que nos lance nuestro organismo.

Lo más importante que puedes hacer para optimizar tu salud a largo plazo es enfocarte en los fundamentos de la buena salud: tu alimentación, tu actividad física, tu nivel de estrés, una buena higiene del sueño, estimulación intelectual y estilo de vida, incluyendo limitar el consumo de alcohol y decidir si fumas o no, como se detalla en el capítulo 5. También es importante gestionar cualquier condición de salud que puedas tener, priorizar el descanso y la relajación, y tratar de minimizar la exposición a tóxicos ambientales, incluidos algunos productos que puedes usar en tu hogar. Con suerte, en el futuro, la importancia de proteger la salud a largo plazo de las mujeres será considerada una prioridad en el cuidado de la salud, y habrá exámenes disponibles cuando sea apropiado. Hasta que eso suceda, hacer todo lo que podamos como individuas para mejorar nuestra salud a largo plazo debe ser una prioridad.

Decir adiós al estrógeno no es fácil...

Al igual que muchas cosas en la vida, el estrógeno es uno de esos milagros que no llegas a apreciar completamente hasta que desaparece.

Impacta en casi todos los aspectos de nuestra salud: el corazón, los huesos, la piel, el cerebro, el estado de ánimo... y la lista continúa. Por ello, la disminución y fluctuación de los niveles de estrógeno durante la perimenopausia pueden desencadenar una amplia gama de síntomas.

Lo cierto es que puedes experimentar algunos, ninguno o todos estos síntomas a lo largo de las tres fases de la menopausia. En cualquier caso, es importante aprender sobre las implicaciones para la salud física y mental de la menopausia y más allá. Si experimentas alguno de estos síntomas, está bien identificarlo y comentarlo con tu ginecólogo para que lo valore y te ofrezca las herramientas y soluciones más adecuadas según tu situación particular.

Si bien algunos síntomas como los sofocos y la sequedad vaginal están directamente relacionados con los cambios hormonales; otros, como las alteraciones del estado de ánimo, problemas de sueño, pérdida de memoria o molestias físicas, pueden deberse a otras causas.

Hoy en día, el tratamiento de los síntomas leves de la menopausia se centra principalmente en cambios en el estilo de vida, como una dieta saludable, ejercicio regular y autocuidado. En casos donde los síntomas afectan significativamente la calidad de vida, la terapia hormonal sigue siendo el tratamiento más eficaz, pero siempre con un enfoque personalizado, evaluando cuidadosamente los beneficios y riesgos para cada mujer.

Diario de síntomas

Un diario de síntomas es una herramienta valiosa para manejar la menopausia de manera más consciente, mejorar la comunicación con tu médico y ayudarte a cuidar tu bienestar físico y emocional.

- **Monitoreo de síntomas:** registrar cuándo ocurren y con qué intensidad puede ayudarte a entender mejor cómo te afecta la menopausia.

- **Identificación de patrones:** al llevar un diario, puedes detectar patrones y factores que puedan estar influyendo en tus síntomas, como la alimentación, el ejercicio, el estrés o el ciclo menstrual. Esto te permitirá hacer ajustes para mejorar tu bienestar.

- **Facilita la comunicación con tu médico:** al tener un registro detallado, podrás compartir con tu médico información precisa sobre los síntomas, lo que puede ayudar a determinar el tratamiento o la estrategia más adecuada para ti.

- **Empoderamiento:** tener un control sobre lo que estás experimentando te da un mayor sentido de control sobre tu salud. Saber cuándo y cómo ocurren los síntomas te permite tomar decisiones más informadas para aliviar tu malestar.

- **Evaluación de tratamiento:** si estás probando algún tratamiento o alternativa para la menopausia, el diario te ayudará a evaluar su efectividad y a detectar cualquier mejora o empeoramiento de los síntomas.

El primer síntoma: cambios en el ciclo menstrual

Los cambios en el ciclo menstrual suelen ser el primer signo de la perimenopausia. Este proceso varía de una mujer a otra, pero generalmente, se nota que algo ha cambiado. Es posible que experimentes sangrados más abundantes o escasos. En el pasado, podías anticipar la llegada de tu regla con cierta previsibilidad, pero ahora esa certeza desaparece. A medida que avanzas en la perimenopausia, incluso podrías saltarte algunos periodos por completo. Si el sangrado se detiene durante varios meses y luego se reanuda, el conteo hacia la menopausia comienza de nuevo. Recuerda que se considera que una mujer está en menopausia solo después de 12 meses completos sin menstruación.

Síntomas vasomotores: sofocos y sudoración nocturna

Sofocos

Cuando somos pequeñas, es común sobrecalentarnos debido a los bajos niveles hormonales, y algo similar nos ocurre a las mujeres cuando nos acercamos a la menopausia. El sobrecalentamiento, especialmente durante la actividad física y en climas cálidos, puede desencadenar síntomas como rubor, sudoración excesiva y respiración agitada. Las crisis vasomotoras, conocidas como sofocos, son el síntoma más característico. Se manifiestan con un enrojecimiento repentino y sensación de calor en la cara, cuello y tórax. Estos episodios están asociados con una vasodilatación cutánea y sudoración, y pueden ir acompañados de un aumento transitorio de la frecuencia cardíaca. Generalmente, duran menos de cinco minutos, pero a menudo se presentan durante el sueño, alterando la calidad del descanso.

Según datos del Ministerio de Sanidad de 2017, hasta el 80 % de las mujeres sufren sofocos, aunque solo entre el 20-30 % busca atención médica. La frecuencia y duración de los sofocos varían considerablemente entre mujeres. Las investigaciones sobre este síntoma son bastante recientes; de hecho, en 2022, un grupo de la Universidad de Nagoya (Japón) descubrió un tipo de neuronas (EP3) en el hipotálamo que desempeñan un papel clave en la regulación de la temperatura corporal y que se ven afectadas por la reducción de las hormonas femeninas durante la perimenopausia y la menopausia[3].

Esto sugiere que el termostato biológico del cuerpo se altera, haciendo que el cerebro reaccione de forma exagerada o inadecuada a pequeños estímulos. Así, se desencadenan mecanismos para enfriar el cuerpo, como sudoración, enrojecimiento de la piel, y aumento de la frecuencia cardíaca y respiratoria. Además de durante el descanso, los sofocos son comunes al hacer ejercicio.

---

3. Nakamura, K., Nakamura, Y. *et al.* (2022). *Prostaglandin EP3 receptorexpressing preoptic neurons bidirectionally control body temperature via tonic GABAergic signaling.* Science Advances, 8(51).

Los sofocos son causados principalmente por las variaciones hormonales, especialmente por el descenso de estrógenos y progesterona a medida que los ovarios dejan de funcionar. Además, hay un factor hereditario, apunta la Dra. Canals: «La genética juega un papel importante en la edad de inicio de la menstruación y también en los sofocos». Junto al calor intenso, muchas mujeres que sufren sofocos experimentan sudores fríos, temblores tras el sofoco y palpitaciones.

Factores como el calor, el estrés, el alcohol, la cafeína, los alimentos picantes y el sobrepeso pueden empeorar los sofocos, mientras que una dieta saludable, actividad física regular y una mejor gestión del estrés contribuyen a reducirlos, comenta la especialista.

Consejos para manejar los sofocos:

- Usa tejidos naturales en lugar de sintéticos y opta por vestirte en capas para poder quitarte o ponerte prendas rápidamente.

- Encuentra formas rápidas de refrescarte, como un espray de agua con menta fresca, guardado en la nevera.

- Mantén un paquete refrigerante en la nevera o congelador para aplicártelo en el cuerpo durante un sofoco. Recuerda envolverlo en un paño para evitar el contacto directo con la piel.

- Un ventilador de escritorio o portátil puede ser útil tanto en la oficina como cuando viajas; incluso existen ventiladores que puedes colgar alrededor del cuello.

- Mantén tu entorno fresco y ventilado, aunque esto no siempre es fácil si compartes el espacio con otras personas.

- Identifica tus desencadenantes: la cafeína, el alcohol, los alimentos picantes y el tabaco pueden agravar los sofocos. Si logras identificar lo que los provoca, podrás intentar reducir o eliminar estos factores.

- Practica ejercicio de manera regular y utiliza la relajación y la respiración profunda. Este consejo es común, pero la respiración activa realmente ayuda a recuperar el control y reducir el estrés. Encontrarás un ejercicio sencillo en el capítulo 5 que te ayudará con ello.

Sudoración nocturna

Los sudores nocturnos son causados por la misma alteración de la temperatura corporal que ocurre durante el día con los sofocos. Es común que, tras quedarse dormida, una mujer se despierte acalorada y empapada en sudor, con la ropa de cama mojada pegada a la piel. Aquellas que experimentan sofocos o sudores nocturnos, o ambos, a menudo mencionan los escalofríos que los acompañan, lo cual también puede resultar incómodo. Las noches repetidas de sueño interrumpido pueden tener un impacto significativo en el estado de ánimo y nivel de energía, y algunas mujeres reportan estrés y bajo estado de ánimo debido a esto, lo cual es aún más relevante cuando se trata de la esfera sexual, especialmente si se duerme acompañada. Podemos aliviarnos así:

- Mantén el dormitorio fresco y bien ventilado.
- Usa edredones separados si duermes con tu pareja, para que puedas optar por uno más ligero.
- Evita sábanas y ropa de cama sintética; elige algodón 100 % siempre que sea posible.
- Prueba almohadillas y mantas de gel refrigerante para el colchón y la almohada.
- Evita tomar un baño caliente o consumir bebidas calientes justo antes de acostarte.

Palpitaciones

Las palpitaciones son un aumento temporal de la frecuencia cardíaca. Experimentarlas por primera vez puede generar preocupación, especialmente si no se comprende bien por qué ocurren. Existen muchas causas posibles para las palpitaciones, pero se sabe que los fluctuantes niveles de estrógeno tienen un efecto directo sobre el corazón, lo que puede desencadenar este síntoma. Algunas mujeres experimentan palpitaciones durante los sofocos o los sudores nocturnos. También pueden ser causadas por el consumo de cafeína, chocolate, azúcar o alcohol, que tienen un efecto estimulante.

Es importante señalar que, aunque las palpitaciones durante la menopausia están relacionadas probablemente con los niveles hormonales, también pueden estar asociadas con otras afecciones médicas subyacentes. Por ello, si las palpitaciones van acompañadas de dolor en el pecho, dificultad para respirar, mareos, sensación de desmayo o náuseas, es recomendable buscar atención médica.

Consejos para manejar las palpitaciones:

- Considera reducir el consumo de estimulantes como la cafeína y el alcohol. Si no puedes vivir sin tu dosis diaria de cafeína, trata de consumirla antes del mediodía para evitar que interfiera con tu sueño.
- Aprende una técnica de respiración sencilla que te ayude a controlar la ansiedad cuando las palpitaciones ocurran.

Fatiga

La fatiga es un síntoma común durante la menopausia y puede afectar significativamente la calidad de vida. Según un estudio publicado en *Maturitas* (2011), entre el 50 % y el 75 % de las mujeres experimentan fatiga durante la perimenopausia y la menopausia[4]. Por su parte, un análisis en *Journal of Women's Health* (2014) señalaba que las mujeres menopáusicas son mucho más propensas a sufrir alteraciones en el sueño

4. Baker, F. C., de Zambotti, M. (2011). *Fatigue during perimenopause and menopause: prevalence and correlates.* Maturitas, 70(1), 45–50.

(como insomnio y apnea del sueño) que las mujeres premenopáusicas, lo cual contribuye a una mayor sensación de fatiga[5].

Causas de la fatiga durante la menopausia:

- Fluctuaciones hormonales (estrógeno y progesterona): la disminución de estas hormonas afecta el bienestar general. El estrógeno es fundamental para la regulación del sueño, y su caída puede causar alteraciones en el patrón de sueño, resultando en cansancio.

- Trastornos del sueño: durante la menopausia es común experimentar insomnio, sofocos nocturnos y apnea del sueño, lo cual reduce la calidad del descanso y aumenta la fatiga diurna.

- Estrés y ansiedad: la menopausia puede generar estrés y ansiedad debido a los cambios físicos y emocionales, lo que puede afectar la energía.

- Alteración del metabolismo y cambios en el cuerpo: durante la menopausia, el metabolismo puede volverse más lento, lo que puede generar sensación de fatiga. Además, los cambios en la distribución de la grasa corporal y la pérdida de masa muscular afectan los niveles de energía.

- Deficiencias nutricionales: la fatiga también puede estar relacionada con deficiencias de nutrientes comunes en esta etapa, como hierro, vitamina D, vitamina B12 y ácido fólico.

- Condiciones de salud subyacentes: algunas afecciones como hipotiroidismo, diabetes, anemia o trastornos cardiovasculares pueden ser más prevalentes durante la menopausia y contribuir a la fatiga.

---

5. Krystal, A. D., Edinger, J. D. (2014). *Sleep disturbances and fatigue in menopausal women: prevalence and clinical implications.* Journal of Women's Health, 23(7), 567– 574.

Es importante consultar a un médico para descartar cualquier enfermedad subyacente.

Piel seca

Las mujeres tenemos receptores de estrógeno en todo nuestro cuerpo. El estrógeno juega un papel fundamental en la salud de nuestra piel, cabello, ojos, boca y uñas al apoyar la producción de colágeno. Una vez que el estrógeno comienza a fluctuar y finalmente a disminuir, la calidad y cantidad de colágeno se ven afectadas, y es entonces cuando empezamos a notar y sentir los síntomas. Tal vez notes que tu piel y cabello están más secos, tus uñas más quebradizas que antes, tus ojos muy secos o incluso la boca reseca o la sensación de ardor en la lengua... Todo está interconectado. La Dra. Marta Canals nos tranquiliza al afirmar que «la sequedad en la piel, las uñas, el cabello, los ojos y la boca es algo común durante esta etapa». De hecho, la North American Menopause Society (NAMS) resalta que la sequedad de la piel y la pérdida de elasticidad son algunos de los síntomas más frecuentes entre las mujeres que atraviesan la menopausia. Además, la Dra. Canals comparte con nosotros su recomendación, que ha mostrado buenos resultados en sus pacientes: «Se pueden tomar suplementos de espino amarillo». En este punto, no está de más recordar que esta pérdida de estrógeno también puede hacer que tu piel sea más sensible a la exposición al sol. Todos hemos escuchado los mensajes sobre tener cuidado con la exposición excesiva a la radiación ultravioleta (UV) de la luz solar, pero si no has prestado atención a esos mensajes, ahora es el momento de escucharlos y actuar en consecuencia.

Las causas de una piel más seca, por tanto, son:

- **Disminución de estrógenos:** el estrógeno tiene un papel crucial en la hidratación y elasticidad de la piel. A medida que los niveles de estrógeno disminuyen durante la menopausia, la producción de colágeno y elastina en la piel se reduce, lo que provoca que la piel pierda firmeza y se vuelva más seca y delgada.

- **Menos producción de sebo:** los niveles de estrógeno también influyen en la producción de sebo (el aceite natural que hidrata la piel). Con la caída de los niveles de estrógeno, la piel tiende a producir menos sebo, lo que puede resultar en una piel más seca, especialmente en áreas como la cara, los brazos y las piernas.

- **Reducción de la función barrera de la piel:** la disminución de estrógeno también afecta la capacidad de la piel para mantener la humedad. La barrera cutánea se debilita, lo que facilita la pérdida de agua, y, como resultado, la piel se vuelve más vulnerable a la deshidratación.

- **Alteración del pH de la piel:** durante la menopausia, los cambios hormonales pueden alterar el pH de la piel, haciéndola más susceptible a la sequedad y la irritación.

Cabello fino

Según un estudio de *The Journal of Clinical Endocrinology & Metabolism* (2006), cerca del 40-50% de las mujeres experimentan alguna forma de pérdida de cabello o adelgazamiento del cabello durante la perimenopausia y la menopausia[6]. La American Academy of Dermatology (AAD) ha destacado que, aunque el adelgazamiento del cabello es común durante la menopausia, la alopecia androgénica es un factor importante en la caída del cabello y afecta a muchas mujeres de forma progresiva a medida que envejecen. Las causas de estos cambios en el cabello se deben a:

- **Disminución de estrógenos y progesterona:** los cambios hormonales durante la menopausia afectan la fase de crecimiento del

---

6. Vashi, N. A., de Castro Maymone, M. B. (2006). *Hair loss and thinning in perimenopausal and menopausal women: prevalence and clinical features.* The Journal of Clinical Endocrinology & Metabolism, 91(3), 1237–1242.

cabello. Los niveles más bajos de estrógeno pueden hacer que el cabello se vuelva más delgado, frágil y susceptible a la caída. La reducción de progesterona también puede influir en la textura y grosor del cabello.

- **Caída de cabello (alopecia androgénica):** a medida que los niveles de estrógeno disminuyen, el desequilibrio relativo con respecto a los andrógenos (hormonas masculinas presentes en mujeres) puede llevar a una caída de cabello o adelgazamiento, especialmente en la parte superior del cuero cabelludo. Este tipo de pérdida de cabello es conocido como «alopecia androgénica», que se caracteriza por el adelgazamiento progresivo del cabello.

- **Estrés y ansiedad:** durante la menopausia, muchas mujeres experimentan niveles elevados de estrés y ansiedad, lo cual puede contribuir a la caída del cabello. El estrés puede desencadenar condiciones como el efluvio telógeno, una pérdida temporal de cabello debido a cambios en el ciclo de crecimiento del cabello.

- **Deficiencias nutricionales:** la deficiencia de nutrientes clave como hierro, zinc, biotina y vitaminas del complejo B puede afectar negativamente la salud del cabello y contribuir a la caída o adelgazamiento.

Sensibilidad en los senos

La sensibilidad en los senos es otro síntoma común durante la menopausia, aunque puede ocurrir en diferentes momentos de la vida de una mujer. Durante la perimenopausia y la menopausia, los cambios hormonales tienen un impacto directo sobre los senos y, a menudo, provocan molestias o dolor en esta área. Según un estudio publicado en *Menopause* (2014), aproximadamente el 50% de las mujeres experimentan dolor o sensibilidad en los senos durante la perimenopausia, cuando las fluctuaciones hormonales son más marcadas.

Suele deberse, por tanto, a:

- **Fluctuaciones hormonales:** durante la perimenopausia, los niveles de estrógeno y progesterona fluctúan considerablemente. El estrógeno es responsable de estimular las células en los senos, mientras que la progesterona ayuda a preparar los senos para una posible lactancia. La disminución o fluctuación de estas hormonas en la menopausia puede provocar que los senos se sientan más sensibles o doloridos. La disminución de estrógeno también puede llevar a una menor elasticidad en el tejido mamario, lo que puede causar que los senos se sientan más tensos y dolorosos. La progesterona, que tiene un efecto calmante en el tejido mamario, también disminuye durante la menopausia. Esta falta de progesterona puede hacer que los senos se vuelvan más sensibles. Muchas mujeres notan que la sensibilidad aumenta antes o durante la perimenopausia, cuando los niveles hormonales son más irregulares.

- **Cambios en el tejido mamario:** a medida que las mujeres envejecen y pasan por la menopausia, el tejido mamario puede cambiar. El tejido glandular, que es denso, puede ser reemplazado por tejido graso, lo que puede cambiar la textura y la sensibilidad de los senos. Estos cambios pueden causar que las mujeres experimenten más molestias en el área mamaria.

Otras causas:

- Estrés: puede afectar los niveles hormonales y contribuir a la sensibilidad en los senos.
- Uso de sujetadores inapropiados: si no proporciona el soporte adecuado puede provocar presión en los senos y causar dolor o sensibilidad.
- Medicamentos: algunos, como los anticonceptivos orales, también pueden alterar los niveles hormonales y causar sensibilidad mamaria.

Consejos para manejar la sensibilidad:

- Uso de sujetadores adecuados: usar un sujetador que ofrezca un buen soporte puede ayudar a aliviar la presión y el dolor en los senos. Es importante elegir un sujetador que no sea demasiado ajustado y que brinde soporte adecuado sin causar irritación o incomodidad.

- Compresas frías o calientes: las compresas frías pueden ayudar a reducir la inflamación y aliviar el dolor. Alternativamente, las compresas calientes pueden ser útiles si el dolor se asocia con tensión muscular o rigidez en la zona del pecho.

- Cambios en la dieta y el estilo de vida: mantener un estilo de vida saludable y evitar el consumo excesivo de cafeína, grasas saturadas y sal puede ayudar a reducir la sensibilidad en los senos. Algunas investigaciones sugieren que una dieta balanceada y rica en antioxidantes, fibra y grasas saludables puede ayudar a reducir los síntomas hormonales de la menopausia.

- Relajación y manejo del estrés: técnicas como la meditación, el yoga o la respiración profunda pueden ser útiles para reducir el estrés y sus efectos sobre los niveles hormonales, lo que a su vez puede disminuir la sensibilidad en los senos.

Además, hay varias opciones de tratamiento, por lo que, si la sensibilidad mamaria se vuelve muy dolorosa o persistente, es importante hablar con un médico para determinar la causa subyacente y encontrar el tratamiento adecuado.

Dolor de cabeza/migrañas

El estrógeno tiene un efecto modulador en las vías del dolor en el cerebro, y su disminución puede hacer que las mujeres sean más susceptibles a los dolores de cabeza. Asimismo, las mujeres que ya sufren de migrañas pueden ver un cambio en la frecuencia e intensidad de estos dolores de cabeza durante la menopausia. Un fenómeno conocido como «migraña hormonal» es muy común, y generalmente se asocia con los cambios en los niveles hormonales que ocurren durante el ciclo menstrual, el embarazo o la menopausia. En algunas mujeres, las migrañas pueden disminuir después de la menopausia debido a la estabilización de los niveles hormonales, pero en otras, pueden volverse más frecuentes y graves. Como explica la Dra. Canals, las migrañas hormonales son frecuentes durante la perimenopausia, y pueden empeorar con la falta de menstruación y los sofocos. Sin embargo, a medida que la menopausia avanza, las migrañas suelen mejorar. También hay que tener en cuenta que los cambios hormonales afectan a los vasos sanguíneos, lo que puede contribuir a los dolores de cabeza. Los sofocos, que son comunes durante la menopausia, están relacionados con fluctuaciones en la circulación sanguínea, y los dolores de cabeza pueden ser una manifestación de estas alteraciones vasculares. Aparte del factor hormonal, otras posibles causas de aparición de migrañas son:

- **Estrés y ansiedad:** estos factores pueden aumentar la frecuencia y la intensidad de los dolores de cabeza. La ansiedad, en particular, es capaz de inducir la tensión muscular, lo que puede contribuir a los dolores de cabeza tensionales.
- **Problemas de sueño:** la falta de sueño reparador puede ser un desencadenante de los dolores de cabeza y las migrañas. La privación del sueño afecta la función cerebral y puede generar dolores de cabeza.

Consejos para manejar la migraña en la menopausia:

- La meditación, el yoga y las técnicas de relajación resultan ser útiles para reducir los niveles de estrés y la tensión muscular, lo que puede prevenir los dolores de cabeza. Un estudio publicado en *The Journal of Pain* (2015) mostró que las mujeres que practicaban técnicas de manejo del estrés tenían una disminución significativa en la frecuencia de los dolores de cabeza[7].

7. Smith, M. T., Haythornthwaite, J. A. (2015). *Effects of stress management techniques on headache frequency in women: a randomized controlled trial.* The Journal of Pain, 16(4), 305–312.

- Mantener una rutina regular de sueño, evitar los desencadenantes de migrañas, como el alcohol y los alimentos procesados, y llevar una dieta equilibrada pueden ser útiles para reducir la incidencia de dolores de cabeza.

- El ejercicio regular también puede ayudar a disminuir la frecuencia de las migrañas, ya que mejora la circulación sanguínea y reduce el estrés.

Problemas de sueño

Los problemas de sueño son bastante comunes durante la menopausia y afectan a una gran parte de las mujeres que atraviesan esta etapa de la vida. Las fluctuaciones hormonales explican por qué los patrones de sueño comienzan a cambiar en algunas personas durante la perimenopausia. La progesterona, que tiene un efecto inductivo sobre el sueño, puede caer drásticamente durante este periodo, mientras que los niveles cambiantes de estrógeno también influyen en la alteración del sueño. El problema radica en que necesitamos descansar, tanto física como mentalmente. Cuando no conseguimos las siete u ocho horas óptimas de sueño cada noche, otras áreas de nuestra vida se ven afectadas, como nuestros niveles de energía y nuestra capacidad de concentración.

Aunque esto puede ser frustrante en muchos aspectos de la vida, se vuelve aún más preocupante cuando empieza a afectar nuestra capacidad para realizar el trabajo y funcionar al nivel al que estábamos acostumbradas. Esto puede generar niveles más altos de ansiedad, que a veces no se reconocen como relacionados con la perimenopausia por parte de los profesionales de la salud, y a menudo se diagnostican como ansiedad o depresión.

Causas de los problemas de sueño en la menopausia:

- **Sudores nocturnos y sofocos:** son manifestaciones clásicas de la menopausia y pueden interrumpir el sueño. Estos episodios de calor repentino suelen ir acompañados de sudoración y pueden durar unos minutos, lo que provoca despertares frecuentes durante la noche. Según la North American Menopause Society (NAMS), entre el 50-75 % de las mujeres experimentan sofocos durante la menopausia, y un 25-40 % de ellas reportan que los sofocos son lo suficientemente importantes como para interrumpir el sueño.

- **Disminución de progesterona:** la progesterona, que tiene efectos relajantes y sedantes, disminuye considerablemente durante la menopausia. Esto puede afectar la calidad del sueño, ya que esta hormona juega un papel importante en la inducción del sueño reparador.

- **Cambios en la calidad del sueño:** a medida que las mujeres se hacen mayores, experimentan una disminución en la cantidad de sueño profundo (fase de sueño de ondas lentas), lo que puede hacer que se despierten más fácilmente durante la noche y que no se sientan completamente descansadas por la mañana.

- **Apnea del sueño:** las mujeres postmenopáusicas tienen un mayor riesgo de sufrir apnea del sueño, una afección en la que la respiración se detiene temporalmente durante el sueño. Esto puede llevar a una mayor fragmentación del sueño y a una sensación de cansancio durante el día. Este riesgo aumenta en mujeres con sobrepeso u obesidad.

Consejos para dormir mejor:

Pasaremos de puntillas por este punto, porque encontrarás información extensa y práctica en el capítulo 3. Aquí, de momento, algunas pautas clave:

- Trata de identificar qué está causando tu trastorno del sueño. Si es la menopausia, habla con tu médico, ya que las fluctuaciones hormonales en la perimenopausia pueden tener un impacto significativo en los patrones de sueño.

- Evita las pantallas de cualquier tipo al menos una hora antes de acostarte; tampoco uses el teléfono, la tableta ni la televisión en el dormitorio. La luz de las pantallas puede interrumpir el proceso de relajación y la producción de melatonina, la hormona que nos ayuda a dormir.

- Evita los estimulantes como el alcohol, y limita la cafeína a las horas de la mañana, evitándola a partir de las tres de la tarde, ya que también pueden alterar tu patrón de sueño.

Aumento de peso

El aumento de peso durante la menopausia es común debido a factores hormonales, metabólicos y de estilo de vida, pero no afecta a todas las mujeres de la misma manera. Muchas notan un aumento de volumen, especialmente en la zona abdominal, mientras que otras no experimentan cambios significativos. Adoptar un estilo de vida saludable, que incluya una dieta equilibrada, ejercicio regular y gestión del estrés, puede ayudar a mitigar el impacto de la menopausia sobre el peso y, en general, sobre la salud.

El aumento de peso puede, aparte de incrementar el riesgo de otras enfermedades, empeorar el bienestar o la calidad de vida de las mujeres peri o postmenopáusicas en varias áreas (sexualidad, función física, estado de ánimo, etc.). Pero a pesar de que la obesidad se asocia con una mayor prevalencia de disfunciones sexuales en mujeres, no se puede afirmar que sea el único factor determinante. Las comorbilidades asociadas a la obesidad, como el deterioro de la función urinaria, la ansiedad o el estado de ánimo bajo, también desempeñan un papel crucial en la función sexual femenina. Por lo tanto, es importante considerar un enfoque integral que aborde tanto la obesidad como sus comorbilidades para mejorar la salud sexual de las mujeres.

Las principales causas del aumento de peso y por qué no todas las mujeres se ven afectadas de la misma manera las encontramos en:

- **Cambios hormonales:** la caída en los niveles de estrógeno influye en la distribución de la grasa corporal. El estrógeno está relacionado con la acumulación de grasa en las caderas y los muslos, pero cuando sus niveles disminuyen, puede haber un cambio hacia una mayor acumulación de grasa abdominal (zona del abdomen). Este tipo de grasa, conocida como «grasa visceral», es más peligrosa para la salud cardiovascular.

- **Disminución de la tasa metabólica:** con la edad, el metabolismo tiende a disminuir, lo que significa que el cuerpo quema menos calorías, incluso en reposo. Esta desaceleración metabólica facilita el aumento de peso si no se ajustan la dieta y la actividad física.

- **Reducción de la masa muscular:** a medida que envejecemos, especialmente durante la menopausia, la masa muscular tiende a reducirse. El músculo quema más calorías que la grasa, por lo que la pérdida de músculo contribuye a una disminución en la tasa metabólica y, en consecuencia, al aumento de peso si no se realiza ejercicio para mantener la masa muscular.

- **Cambios en los hábitos de vida:** durante la menopausia, muchas mujeres experimentan cambios en su rutina diaria, lo que puede llevar a un estilo de vida más sedentario. La falta de ejercicio regular reduce el gasto calórico y contribuye al aumento de peso.

- **Aumento del apetito:** algunas mujeres reportan un aumento en el apetito durante la menopausia, lo cual está relacionado con los cambios hormonales. Esto puede llevar a una mayor ingesta calórica si no se controlan los hábitos alimenticios.

- **Estrés y trastornos del sueño:** la menopausia puede ir acompañada de insomnio o alteraciones del sueño, lo que afecta los niveles de cortisol (la hormona del estrés). El cortisol elevado puede favorecer el almacenamiento de grasa, especialmente en la zona abdominal. Además, el estrés crónico puede llevar a comer en exceso, lo que también contribuye al aumento de peso.

- **Cambios en la sensibilidad a la insulina:** algunas mujeres experimentan mayor resistencia a la insulina durante la menopausia, lo que puede llevar a un aumento de peso, especialmente en la zona abdominal.

¿Afecta a todas las mujeres?

El aumento de peso durante la menopausia no afecta a todas las mujeres de la misma manera, ya que hay factores individuales que influyen en cómo cada mujer experimenta esta etapa:

- **Genética:** la predisposición genética juega un papel importante en la forma en que las mujeres ganan o pierden peso. Algunas mujeres pueden tener una tendencia a ganar peso en la menopausia, mientras que otras no experimentan cambios significativos.

- **Estilo de vida y hábitos de alimentación:** las que siguen una dieta equilibrada y se mantienen físicamente activas tienen menos probabilidades de experimentar un aumento de peso significativo.

- **Factores médicos:** condiciones como el hipotiroidismo o problemas hormonales previos pueden influir en el aumento de peso durante la menopausia.

¿Aumentar de peso es inevitable?

No es inevitable, pero ciertamente varios factores pueden dificultar el proceso. Aunque el peso no cambie, podríamos experimentar alteraciones en nuestra composición corporal, como la pérdida de masa muscular y un aumento en la grasa corporal. En resumen, nuestro cuerpo experimenta un cambio en su apariencia.

Y la grasa abdominal, en particular, es más problemática que la que se acumula en las caderas o los glúteos, ya que está asociada con un mayor riesgo de inflamación, resistencia a la insulina, síndrome metabólico y enfermedades cardiovasculares.

Consejos para gestionar el aumento de peso:

- **Revisa lo que comes y bebes:** ¿es posible hacer tus hábitos alimenticios más saludables y nutritivos?
- **Reduce el tamaño de las raciones.**
- **Consulta con un nutricionista** si necesitas ayuda para seguir un plan de alimentación adecuado.
- **Haz actividad física todos los días:** no basta con caminar, es importante entrenar de manera regular.

Dolor articular

El cuerpo humano es realmente la máquina más asombrosa y generalmente bien aceitada, tanto que a menudo la damos por sentada. Sin embargo, como cualquier máquina, una vez que el aceite se seca, puede volverse rígida, cascarrabias y menos capaz de funcionar de manera óptima.

El dolor articular es una queja común durante la menopausia y se debe a una combinación de factores hormonales, metabólicos e inflamatorios. Las mujeres deben ser conscientes de estos síntomas y considerar estrategias para mejorar la salud articular durante esta etapa de la vida. Un estudio realizado por la North American Menopause Society (NAMS) en 2019[8] encontró que aproximadamente el 40-50 % de las mujeres postmenopáusicas experimentan dolor

8. North American Menopause Society. (2019). *Menopause practice: A clinician's guide* (6ª ed.). Mayfield Heights, OH: North American Menopause Society.

articular, «especialmente en las articulaciones de los codos y manos, pero también en rodillas y caderas», apunta la Dra. Canals. Esto se debe a:

- **Disminución de estrógenos:** el estrógeno tiene efectos protectores sobre las articulaciones, ayudando a mantener la salud de los cartílagos y el líquido sinovial que lubrica las articulaciones. Con la disminución de estos niveles hormonales durante la menopausia, las mujeres pueden experimentar un mayor desgaste articular y, por lo tanto, dolor. Según un artículo de los National Institutes of Health (NIH)[9], la caída de estrógenos durante la menopausia se asocia con la reducción de la capacidad del cuerpo para reparar el cartílago articular, lo que puede aumentar el riesgo de osteoartritis y dolor articular.

- **Osteoporosis y osteoartritis:** las mujeres postmenopáusicas tienen un mayor riesgo de desarrollar osteoporosis debido a la disminución de los niveles de estrógeno, lo que puede llevar a una mayor fragilidad ósea y mayor riesgo de fracturas. También se observa un aumento de los casos de osteoartritis, ya que el debilitamiento del cartílago articular puede generar dolor y rigidez.

- **Aumento de la inflamación:** durante la menopausia, hay un cambio en los niveles de ciertas citoquinas proinflamatorias (como la interleucina-6), lo que puede promover la inflamación en las articulaciones y contribuir al dolor.

Además, pueden influir otros factores como:

- **Sobrepeso y obesidad:** el exceso de peso pone más presión sobre las articulaciones, especialmente las rodillas, lo que puede aumentar el dolor articular.

---

9. National Institutes of Health. (s.f.). *Estrogen decline during menopause linked to reduced cartilage repair and increased risk of osteoarthritis.* National Institutes of Health.

- **Sedentarismo:** la actividad física regular es clave para mantener la salud de las articulaciones.

Consejos para gestionarlo:

Para prevenir o reducir el dolor articular durante la menopausia, es recomendable adoptar un enfoque integral que combine hábitos saludables, como el ejercicio regular y la alimentación equilibrada, y, en algunos casos, el uso de tratamientos médicos supervisados. Es importante no solo centrarse en los síntomas, sino también abordar las causas subyacentes, como la pérdida de masa ósea y la inflamación sistémica.

- **Ejercicio:** la American College of Rheumatology (ACR) y varios estudios de la Arthritis Foundation señalan que el ejercicio regular ayuda a mantener la flexibilidad articular, mejora la fuerza muscular y reduce el dolor, lo que es crucial para prevenir el desgaste del cartílago. El fortalecimiento muscular y la mejora de la movilidad articular son fundamentales para el manejo del dolor articular, como nos explicará mejor la entrenadora Irene Quiles en el próximo capítulo.

- **Dieta rica en calcio, vitamina D y ácidos grasos omega-3:** estos nutrientes son esenciales para mantener los huesos fuertes y saludables. La National Osteoporosis Foundation (NOF) recomienda que las mujeres en la menopausia aumenten su ingesta de calcio y vitamina D para reducir el riesgo de osteoporosis. Para algunas mujeres, esto puede requerir suplementación. Por su parte, los omega-3 tienen propiedades antiinflamatorias que pueden ayudar a reducir el dolor y la inflamación en las articulaciones.

- **Glucosamina y condroitina:** estos suplementos han sido ampliamente estudiados por su efecto en la salud articular. Aunque la evidencia científica es mixta, algunos estudios sugieren que pueden ayudar a reducir el dolor y mejorar la función en personas con osteoartritis.

- **Acupuntura:** algunos estudios han encontrado que la acupuntura puede ser útil en el tratamiento del dolor articular, especialmente en condiciones como la osteoartritis[10].

- **Control del estrés:** el estrés crónico puede empeorar el dolor articular y otros síntomas físicos. Técnicas de relajación como la meditación y el yoga se han demostrado eficaces para reducir el estrés y mejorar la calidad de vida en mujeres en la menopausia[11].

- **Suplementos para las articulaciones y la piel:** dentro de una dieta rica y variada basada en alimentos reales pueden faltar algunos nutrientes en etapas con requerimientos especiales como la menopausia, por lo que la Dra. Canals recomienda el consumo temporal y personalizado de suplementos de colágeno, magnesio, ácido hialurónico o cúrcuma para apoyar la salud articular y de la piel, siempre asesorado por un especialista.

Síntomas genito-urinarios-sexuales

El síndrome genitourinario en la menopausia (SGM) hace referencia a una serie de cambios físicos y funcionales que ocurren debido a la disminución de los niveles hormonales, especialmente de estrógenos, que tienen un impacto directo en las mucosas y en los tejidos de estas áreas. En efecto, los estrógenos producidos por los ovarios son fundamentales para conservar la salud vaginal, manteniéndola gruesa, elástica, hidratada, rosada y con pliegues característicos. Con la llegada de la menopausia y la disminución de estas hormonas, la vagina pierde estas cualidades, volviéndose más fina, seca, pálida, lisa y menos flexible. Esto puede provocar molestias como picor y dolor durante las relaciones sexuales, con un fuerte impacto físico y emocional.

---

10. National Center for Complementary and Integrative Health. (s.f.). *Acupuncture for pain*. National Center for Complementary and Integrative Health.

11. Mayo Clinic. (s.f.). *Stress management and arthritis*. Mayo Clinic.

Además, pueden presentarse síntomas en otras zonas del aparato genitourinario, como picor en la vulva, problemas urinarios, infecciones recurrentes y urgencia al orinar. Todo este conjunto de síntomas conforma el SGM (que antes se conocía como «atrofia vaginal»), un término que refleja mejor que afecta a todo el sistema genitourinario, no solo a la vagina. Es un problema muy común (lo sufren entre el 13 y el 87% de las mujeres según una revisión sistemática de 2021), poco visibilizado, pero que cuenta con métodos eficaces tanto para prevenirlo como para tratarlo. La atrofia vaginal entendida como sequedad, adelgazamiento e inflamación de la vagina es el principal síntoma local presente en las mujeres (entre el 13 y el 87% y, aunque es muy frecuente, solo un pequeño porcentaje solicita atención médica por ello, según estudio publicado en *Journal of Menopause* 2021).[12] Es fundamental, sin embargo, que las mujeres consulten a su médico para recibir un tratamiento adecuado y mejorar su calidad de vida durante esta etapa. La educación temprana sobre los síntomas del SGM es clave, ya que muchas mujeres desconocen que esta condición no es una parte inevitable del envejecimiento, sino un problema tratable.

Los trastornos que incluye el SGM son:

- Sequedad vaginal: la disminución de estrógenos causa que los tejidos vaginales se vuelvan más delgados, menos elásticos y lubricados. Se produce una disminución de las secreciones vaginales. Los síntomas percibidos son sequedad, irritación y prurito vaginal, que secundariamente provocan dispareunia, lo que afecta la vida sexual.

- Dolor (dispaurenia): es el dolor durante las relaciones sexuales, que suele ser consecuencia de la sequedad vaginal, la pérdida de elasticidad y la disminución del flujo sanguíneo hacia los genitales.

---

12. Mili, N., *et al.* (2021). *Prevalence and clinical implications of vaginal atrophy inpostmenopausal women: A systematic review.* Journal of Menopausal Medicine, 27(2), 85–94.

- Vulvovaginitis: inflamación de la vulva y la vagina, que puede estar asociada con irritación, ardor, picazón y dolor.

- Infecciones urinarias recurrentes: las mujeres en la menopausia son más propensas a infecciones del tracto urinario (ITU) debido a la atrofia vaginal y a los cambios en la microbiota vaginal, que alteran la protección contra las bacterias. La reducción de estrógenos afecta la flora vaginal y la función de la uretra, lo que puede aumentar el riesgo de infecciones urinarias. Aproximadamente el 10-20% de las mujeres menopáusicas experimentan infecciones urinarias recurrentes.

- Prolapso vaginal: en casos más graves, los órganos pélvicos pueden descender debido a la debilidad de los músculos pélvicos y el colágeno, lo que puede ocasionar una sensación de presión o bultos en la vagina.

¿Y la incontinencia y urgencia urinaria?

La pérdida de tono en los músculos de la pelvis, junto con los cambios hormonales, puede dar lugar a la incontinencia urinaria, que es la incapacidad de controlar la vejiga, así como la urgencia para orinar. Aunque la incontinencia urinaria a menudo coincide cronológicamente con la menopausia, su origen es complejo y multifactorial. Algunos estudios han mostrado una posible asociación con la menopausia (aproximadamente el 30-40% de las mujeres menopáusicas experimentan incontinencia urinaria), mientras que otros atribuyen su desarrollo a factores como la obesidad, la cirugía ginecológica o la multiparidad.

Repercusión en la esfera sexual

Todos estos síntomas pueden tener un efecto importante en la esfera sexual, causando una disminución del deseo, ya que afectan a la lubricación, la excitación y el bienestar general. Se estima que entre el 30-50% de las mujeres experimentan una disminución del deseo sexual durante la menopausia.

De igual modo, dado que la disminución de estrógenos provoca sequedad vaginal, puede hacer que las relaciones sexuales resulten dolorosas o incómodas. De hecho, se estima que aproximadamente el 40-50% de las mujeres menopáusicas experimentan dolor durante las relaciones sexuales. La caída de estrógeno reduce la lubricación vaginal, lo que puede provocar sequedad, irritación y picazón en la zona vaginal y vulvar. Alrededor del 50-70% de las mujeres en la menopausia experimentan sequedad vaginal.

Aquí es donde la intervención de profesionales en salud sexual y emocional, como sexólogas o terapeutas, se vuelve crucial. Estos especialistas pueden proporcionar apoyo para superar los desafíos emocionales que este síndrome puede generar, así como guiar a las mujeres en el manejo de su bienestar sexual. Las terapias sexuales y el acompañamiento psicológico pueden ser esenciales para muchas mujeres durante este periodo de la vida.

Cómo afrontar el SGM

Afrontar este síndrome implica una combinación de enfoques médicos, cambios en el estilo de vida y tratamientos específicos para aliviar los síntomas. En cuanto a medidas de estilo de vida al alcance de todas hay que decir que la disminución del consumo de tabaco, cafeína, pérdida de peso, hidratación en general con consumo de abundantes líquidos y suplementos naturales ricos en omega-7, vitamina E y antioxidantes, y el ejercicio físico y la actividad sexual regular contribuyen a frenar el proceso de envejecimiento y al mantenimiento de una buena funcionalidad a nivel de la esfera genitourinaria. También hay una amplia gama de productos cosméticos hidratantes y lubricantes que pueden ser de gran ayuda. Y, finalmente, el tratamiento hormonal sistémico y local es altamente efectivo para este cuadro. En concreto:

- Si experimentas sequedad vaginal o dolor durante las relaciones sexuales, es recomendable utilizar lubricantes e hidratantes vaginales.

La sequedad en la zona vulvar puede resolverse con tratamientos locales de estrógenos, que son seguros y no tienen relación con el cáncer. La masturbación o el uso de juguetes sexuales también puede ser útil para mantener la lubricación.

- La Dra. Canals apunta que, si hay problemas de incontinencia, como la incontinencia de esfuerzo o la vejiga hiperactiva, los estrógenos locales pueden mejorar la situación. Si los síntomas de sequedad vaginal no mejoran, se pueden explorar opciones de tratamiento hormonal con estrógenos u otras alternativas.

- Para la libido puede ayudar el tratamiento hormonal sistémico o la tibolona, que también mejora el insomnio. Estos tratamientos deben ser controlados por un médico para evaluar su respuesta y dosificación.

Es importante proporcionar una explicación detallada sobre cómo se administran los tratamientos hormonales. Los estrógenos locales o sistémicos pueden aplicarse de diversas formas: como cremas, parches o píldoras, y su objetivo principal es restablecer el equilibrio hormonal, lo que ayuda a mejorar la lubricación vaginal y reducir los síntomas relacionados. Además, los beneficios de estos tratamientos van más allá de aliviar la sequedad vaginal, ya que también pueden reducir la incontinencia urinaria y la dispareunia. Es fundamental que las mujeres se sientan informadas y tranquilas al respecto, ya que estos tratamientos están ampliamente investigados y son seguros cuando se administran bajo supervisión médica.

¿Y el láser es una nueva opción?

Teniendo todo lo anterior en cuenta, es cierto que en pacientes con alguna contraindicación a estos tratamientos, o que no deseen tomarlos, o simplemente para mejorar el cumplimiento, existe una alternativa muy eficaz que actúa desde un abordaje físico y no químico, que puede ser más atractiva para cierto colectivo de mujeres, que es la terapia con láser. Actualmente ya disponemos de estudios publicados que demuestran que el tratamiento mediante láser fraccionado de CO_2, con una adecuada selección de pacientes, constituye una nueva opción terapéutica no hormonal para las mujeres postmenopáusicas con síndrome genitourinario de la menopausia factible, eficaz, segura y muy bien tolerada.

El láser es radiación electromagnética, similar a la luz natural, con otra longitud de onda, que se concentra de forma muy precisa en el tejido donde se aplica. Hay muchos tipos distintos de láser que se usan en el campo de la medicina, pero es el de CO_2 el más usado para revertir el envejecimiento cutáneo siendo muy popular en medicina estética (*resurfacing-reshaping*) y en ginecología, aplicándolo sobre la mucosa vaginal y vulvar ejerciendo un impacto térmico en respuesta al cual los tejidos reaccionan fabricando nuevas fibras de colágeno, fibras elásticas, ácido hialurónico altamente hidratante, y una nueva red de microcirculación con efectos nutritivos sobre el tejido. Así, se consigue una mejoría en la hidratación y elasticidad de las paredes vaginales, que se observarán más rosadas, revitalizadas, rejuvenecidas y húmedas, aliviando de forma significativa los síntomas de las mujeres menopáusicas y disminuyendo la necesidad de tratamientos médicos o cosméticos.

Resumiendo, algunas estrategias incluyen:

- Lubricantes y humectantes vaginales: los lubricantes durante las relaciones sexuales y los humectantes vaginales pueden ayudar a aliviar la sequedad y reducir el dolor, mejorando la calidad de la vida sexual.

- Ejercicios de Kegel: realizar ejercicios para fortalecer los músculos del suelo pélvico puede ayudar a prevenir y tratar la incontinencia. Estos ejercicios también pueden contribuir a mejorar la circulación en la zona genital, lo que resulta conveniente para aumentar la lubricación genital. En casos de dolor persistente también se debe considerar el masaje perineal con fisioterapeuta, según comenta la Dra. Canals.

- Estilo de vida saludable: mantener una dieta equilibrada, evitar el tabaco y el alcohol, y hacer ejercicio regular puede mejorar la salud en general, y también la salud vaginal y urinaria. El ejercicio favorece la circulación sanguínea y tonificación en la zona pélvica, lo que contribuye a prevenir problemas de incontinencia y prolapso.

- Terapias alternativas: algunas mujeres optan por tratamientos como la acupuntura, la fitoterapia o el uso de suplementos de soja y fitoestrógenos para aliviar los síntomas del síndrome genitourinario. Estos deben ser consultados con un médico para asegurar su efectividad y seguridad.

- Atención psicológica y apoyo: el síndrome genitourinario puede afectar la vida sexual y emocional de las mujeres. Buscar el apoyo de un terapeuta o consejero especializado puede ayudar a manejar los aspectos emocionales relacionados con los cambios en la salud sexual.

UN GRAN LUBRICANTE

El estrógeno es uno de los principales lubricantes del cuerpo. La mucosa de la zona, muy similar a la que se encuentra dentro de las mejillas de la boca, depende de un buen suministro de estrógeno para su salud continua. A medida que los niveles de estrógeno disminuyen, los tejidos de la vagina, vulva, vejiga y uretra pueden volverse más delgados y secos que antes, causando una variedad de síntomas. Es posible que la vagina se vuelva más corta y estrecha, y que los labios se encojan; las mujeres pueden quedar sorprendidas al descubrir que sus labios internos, conocidos como los «labios menores», casi han desaparecido una vez que se animan a mirarse en un espejo.

La encuesta Women's Empower concluye que hasta dos tercios de las mujeres postmenopáusicas encuestadas se ven afectadas por los síntomas genitourinarios de la menopausia, pero solo el 7% estaba tomando medidas. El 81% no estaba al tanto de los síntomas del SGM ni de que fuera una condición médica, y, como resultado, muchas nunca han buscado ayuda de un profesional de la salud ya que creyeron que los síntomas que experimentaban eran solo parte del envejecimiento y algo con lo que simplemente debían lidiar. Es fundamental que las mujeres estén informadas de que estos síntomas no son inevitables, sino tratables, y que busquen la ayuda de un profesional médico para recibir diagnóstico y tratamiento oportunos.

Impacto en la esfera emocional y cognitiva

Aunque acabamos de repasarlos, y es cierto que la menopausia se asocia comúnmente con una serie de cambios físicos como los sofocos, alteraciones en el ciclo menstrual y sequedad vaginal, entre otros, también es crucial prestar atención a los aspectos emocionales y cognitivos que pueden aflorar durante este periodo. De hecho, los cambios a estos niveles en la menopausia son tan importantes como los físicos, y a menudo son pasados por alto, tanto por las propias mujeres como por su entorno.

Sin embargo, hay que entender que la menopausia no es solo un cambio físico. Es un proceso que afecta profundamente la salud emocional y mental de la mujer, ya que está marcada por una reconfiguración de la identidad, del rol social y de las expectativas personales. «Muchas mujeres llegan a la menopausia con "mochilas emocionales" que, al no ser procesadas, pueden intensificar los desafíos de esta etapa. Estas mochilas pueden ser el resultado de años de presiones sociales, familiares, o de la vida laboral... que pueden haberse descuidado», comenta Marta Picó, terapeuta psicocorporal especializada en el acompañamiento a mujeres en la etapa de la menopausia.

Son las fluctuaciones en los niveles hormonales las que los investigadores creen que causan estos síntomas relacionados con el estado de ánimo. La serotonina, una sustancia química del cerebro que nos ayuda a sentirnos felices, disminuye a medida que lo hace el estrógeno, lo que da como resultado un aumento de la tristeza, irritabilidad... Junto con el estrógeno, también disminuye la progesterona, y ambas hormonas son clave en la regulación del estado de ánimo. Sin embargo, el impacto emocional de la menopausia no es únicamente una consecuencia de estos cambios hormonales. Factores como la historia personal, la salud emocional previa, las experiencias de vida y la calidad de las relaciones interpersonales también juegan un papel fundamental. El estrés, la preocupación por los cambios físicos y la alteración del sueño también pueden intensificar estos efectos.

Ventanas de vulnerabilidad

Los profesionales de la salud mental han identificado la pubertad, el embarazo y la menopausia como tres ventanas de vulnerabilidad para las mujeres, ya que las oscilaciones hormonales durante estas fases pueden hacer que algunas seamos más susceptibles a situaciones relacionadas con la salud mental.

- **Pubertad y periodos:** desde el momento en que las mujeres jóvenes tienen su primera regla, pueden experimentar síntomas físicos y emocionales después de la ovulación y antes de su periodo, causados por los cambios hormonales. Algunas son más vulnerables a estos cambios hormonales y pueden experimentar el síndrome premenstrual o el trastorno disfórico premenstrual, y este último caso se ha relacionado con mayor riesgo de sufrir síntomas depresivos y ansiosos durante la perimenopausia.

- **Embarazo y postparto:** la fase perinatal es la segunda ventana de vulnerabilidad. Una de cada cinco mujeres experimenta un trastorno de ánimo o ansiedad perinatal.

- **Perimenopausia:** la perimenopausia es la tercera ventana de vulnerabilidad para el aumento de tristeza, ansiedad y otros trastornos del ánimo.

Una fase de revisión

El impacto de esta etapa depende en gran medida de cómo la mujer ha llegado a ella. El bagaje vital, es decir, la historia personal y las experiencias acumuladas, tienen un peso considerable.

En efecto, el modo en que una mujer experimenta la menopausia depende en gran medida de su salud emocional y de las experiencias previas que haya acumulado. Si llega a este proceso con una vida emocionalmente equilibrada y hábitos saludables, como ejercicio regular, una buena alimentación y apoyo social, es probable que viva la menopausia con mayor resiliencia. Sin embargo, si ha arrastrado durante años tensiones, frustraciones o desequilibrios emocionales, esta etapa puede intensificar esos problemas.

Y es que la menopausia constituye, en muchos sentidos, una fase de revisión: una oportunidad para hacer una mirada introspectiva sobre las áreas que no han sido atendidas en la vida, explica Marta Picó. Puede implicar confrontar aspectos de las relaciones personales, la carrera profesional o la sexualidad que no se habían resuelto antes. Por ejemplo, una disminución de la libido no solo está relacionada con los cambios hormonales, sino con la insatisfacción general que puede existir en la vida de una mujer. «Así, la menopausia ilumina áreas que necesitan atención, y brinda la posibilidad de hacer los ajustes necesarios para vivir una vida más satisfactoria».

La menopausia pone de manifiesto facetas de la vida que quizás no habíamos tenido tiempo o espacio para abordar. Las mujeres, a esta edad, podemos experimentar una profunda reflexión sobre nuestra vida personal, profesional y sexual, cuestionando las decisiones tomadas en el pasado y cómo esas elecciones han modelado nuestra identidad. Este proceso introspectivo puede generar sentimientos de pérdida o frustración, pero también abre la puerta a un importante renacimiento emocional, si se aborda con conciencia.

Uno de los aspectos más importantes de este proceso es la toma de conciencia de que la menopausia no es una enfermedad ni un fin, sino una fase más dentro del ciclo natural de la vida. Muchas mujeres, sin embargo, perciben este periodo como una crisis, influenciadas por la carga cultural y social que asocia la feminidad con la capacidad reproductiva. El cese de la menstruación puede generar sentimientos de inutilidad o de desvalorización, especialmente en sociedades que todavía valoran a las mujeres por su rol como madres y esposas. De ahí la importancia de cuestionar estas creencias y reconstruir una identidad más rica, más conectada con la esencia de cada mujer.

Oportunidad de transformación personal

El contexto sociocultural también tiene un impacto significativo. En muchas culturas patriarcales, la mujer ha sido tradicionalmente vista como una figura asociada a la fertilidad y vinculada a la satisfacción sexual masculina. Al llegar a la menopausia, algunas mujeres sienten que pierden su «utilidad» social. Es fundamental desafiar estas creencias obsoletas y promover un entendimiento más amplio de lo que significa ser mujer.

Además, la menopausia puede coincidir con otros eventos familiares importantes, como la partida de los hijos del hogar («síndrome del nido vacío») o la pérdida o enfermedad de los padres («estrés del cuidador»), lo que también puede afectar el bienestar psicológico. Es ley de vida: a estas edades los hijos se van de casa, pueden surgir nuevas preocupaciones, y puede resultar difícil afrontar estas situaciones. Sin embargo, la clave es mantenerse ocupada y disfrutar de las actividades cotidianas, o incluso decidirse a realizar aquellas cosas que se habían postergado: lectura, música, jardinería, clases interesantes, aprender otro idioma, ejercicio...

Christiane Northrup, en su libro *The Wisdom of Menopause*, destaca la menopausia como una etapa de empoderamiento emocional. Según la autora, la disminución de las expectativas sociales sobre las mujeres —especialmente las vinculadas a la fertilidad y a los roles tradicionales de madre y cuidadora— abre un espacio para que las mujeres se reconozcan como individuos con sus propias necesidades, deseos y aspiraciones. La menopausia puede marcar el fin de una fase de la vida orientada hacia los demás, y el inicio de un proceso de autoexploración y autocuidado.

Manifestaciones de la menopausia como los cambios de humor pueden ser percibidos como señales de un «renacimiento emocional». Northrup enfatiza que, en lugar de luchar contra estos cambios, las mujeres deben verlos como un proceso natural que las invita a reconfigurar su relación con ellas mismas. Es un momento para abandonar las expectativas impuestas por otros y centrarse en las necesidades emocionales y espirituales propias.

La menopausia también puede ser vista como una oportunidad para establecer límites más claros, eliminar lo que ya no sirve y crear espacio para lo que realmente importa. Esto puede incluir dejar atrás relaciones tóxicas, hábitos dañinos o incluso expectativas irreales que han estado presentes durante muchos años. Al hacerlo, las mujeres pueden mejorar su bienestar emocional y adoptar un enfoque de autocompasión que favorezca una mayor estabilidad emocional, comenta Marta Picó.

El autocuidado en la menopausia va más allá, por tanto, de los rituales físicos. Implica el cuidado integral de la mente, el cuerpo y el alma. Actividades como el yoga, la meditación, la escritura en un diario, la lectura y las prácticas espirituales son herramientas poderosas para fomentar la paz interior y la autorregulación emocional.

Para vivir esta etapa con mayor plenitud, la información es esencial. Conocer lo que ocurre en nuestro cuerpo y nuestra mente nos ayuda a manejar los cambios con mayor serenidad. Por eso, desde los 40 años, es importante estar atentas a las «señales» del cuerpo, como le gusta referirse a Marta Picó en lugar de «síntomas» ya que es un «concepto que solo medicaliza la palabra "menopausia"». De esta manera, identificando las señales, «podremos anticipar los cambios y preparar el terreno para una transición más armónica».

Al abrazar estos cambios con una actitud positiva, podemos experimentar esta fase con mayor bienestar y satisfacción, cultivando relaciones sanas, explorando nuevos caminos.

Entendamos qué nos pasa exactamente a nivel cerebral

Cuando las mujeres cumplimos años, acumulamos experiencias, cargamos mochilas..., llegamos a los 50 y más allá con un equipaje orquestado por las hormonas con sus altibajos. Y ahí ya tenemos el cóctel perfecto para que afloren las «señales» anímicas, cognitivas... que pueden ponernos en jaque, o bien permitirnos explorar y hacer cambios en positivo.

A nivel cerebral pasan cosas y se ha demostrado. Los receptores de estrógeno están ampliamente distribuidos en el cerebro, y el estrógeno, o más específicamente el estradiol, es importante para ayudar a mantener nuestro cerebro sano y activo. Los niveles fluctuantes y decrecientes de estrógeno pueden afectar de forma muy amplia, desde el sueño hasta el estado de ánimo, la energía, la memoria y la temperatura corporal. Varias partes del cerebro tienen funciones diferentes, pero todas necesitan niveles adecuados de estrógeno para funcionar bien: por ejemplo, el hipocampo es el centro de la memoria, la amígdala es el centro emocional, el tronco encefálico es importante para nuestro ciclo sueño/vigilia y el hipotálamo ayuda a regular la temperatura corporal.

Es bien sabido que el estrógeno ayuda a apoyar los niveles de serotonina, comúnmente apodada como nuestra «hormona de la felicidad», que promueve sentimientos de bienestar y felicidad, así como otros neurotransmisores vitales en el cerebro. Los neurotransmisores son los mensajeros químicos del cerebro que conectan las células y ayudan al cerebro a procesar información. Cualquier cambio o ruptura en estos enlaces puede causar una cascada de efectos en el cuerpo y la mente y puede alterar las funciones físicas, psicológicas, cognitivas y emocionales. El cerebro es un órgano complejo, y los científicos están aprendiendo más sobre él todo el tiempo, pero basta decir que, dado que el estrógeno apoya la función cerebral, a medida que fluctúa, a veces de manera significativa, los efectos sobre la salud mental, emocional y cognitiva pueden ser de gran alcance para algunas mujeres.

Precisamente este proceso puede ser comprendido como una oportunidad para transformar los aspectos fundamentales de nuestra salud mental, emocional y cognitiva. Autoras como Lisa Mosconi y Christiane Northrup, ya mencionada, han querido referirse y abordar esta etapa desde una perspectiva positiva, alentando a las mujeres a abrazar la menopausia como una fase de renovación.

Menopausia y la salud mental: una reconfiguración positiva del cerebro

Los cambios hormonales durante la menopausia, especialmente la disminución de los niveles de estrógeno, tienen un impacto considerable en el cerebro femenino. Lisa Mosconi, neurocientífica y autora de *Brain Food*, explica que la caída de los estrógenos puede alterar el equilibrio químico en el cerebro, afectando a neurotransmisores como la serotonina, la dopamina y la noradrenalina, que son responsables del estado de ánimo y la cognición. Esto puede generar síntomas como ansiedad, depresión y cambios de humor. Sin embargo, Mosconi recalca que este proceso no necesariamente conlleva un deterioro irreversible del cerebro. En lugar de percibir estos cambios como un signo de declive cognitivo, propone que la menopausia puede ser vista como una reconfiguración cerebral, una oportunidad para la regeneración neuronal.

Durante este periodo, el cerebro femenino tiene la capacidad de adaptarse a los cambios hormonales y establecer nuevas rutas neuronales. Esto significa que, aunque las mujeres puedan experimentar síntomas como la ansiedad o la dificultad para concentrarse, estos son transitorios y pueden ser gestionados. La clave radica en la estimulación continua del cerebro a través de la adopción de hábitos que fomenten la salud cerebral. La práctica regular de ejercicio, el aprendizaje de nuevas habilidades y la meditación son algunas de las estrategias que pueden ayudar a mantener el cerebro activo y resiliente.

A largo plazo, estos cambios pueden tener efectos positivos. La menopausia puede ser un periodo de introspección y autoconocimiento, donde las mujeres encuentran nuevas formas de pensar y de relacionarse consigo mismas. Es fundamental adoptar una mentalidad de crecimiento durante este proceso: el cerebro está en constante adaptación y es capaz de generar nuevas conexiones que pueden aumentar la resiliencia emocional y la capacidad de tomar decisiones con mayor claridad.

Salud cognitiva en la menopausia: potenciando la memoria y la claridad mental

La función cognitiva se refiere a nuestra capacidad para pensar, aprender, recordar, resolver problemas, tomar decisiones y mantener la concentración. Y precisamente algunos de los síntomas menos comentados, pero muy comunes durante la menopausia, son los cambios a nivel cognitivo: dificultad para concentrarse, olvidos puntuales, sensación de «niebla mental» o de estar menos ágil mentalmente. Estos síntomas pueden resultar desconcertantes y generar preocupación, especialmente si se teme que estén relacionados con enfermedades neurodegenerativas. Sin embargo, en la mayoría de los casos, no se trata de un deterioro cognitivo real, sino de una consecuencia temporal de los cambios hormonales y del contexto vital que rodea a esta etapa.

Además del factor hormonal, influyen otros aspectos clave:

- Sofocos y sudores nocturnos: interrumpen el sueño, lo que lleva a la fatiga y afecta las funciones cognitivas.
- Estrés y ansiedad: los cambios emocionales relacionados con la menopausia pueden empeorar la concentración y la memoria.
- Fatiga general: el mal sueño y otros síntomas físicos contribuyen a la sensación de agotamiento mental.

- Carga mental asociada a esta etapa vital (cuidados, trabajo, cambios personales).

La menopausia, por tanto, sí puede afectar temporalmente a la memoria y la concentración, pero no significa pérdida cognitiva grave ni inevitable. Son cambios reales, pero transitorios, relacionados con el ajuste hormonal y el contexto emocional de esta etapa. Hablar de ello, entenderlo y cuidar la salud mental y física son claves para atravesar este proceso con mayor bienestar y confianza.

No se trata de asumir y decir «tengo niebla mental» y ya está. Lisa Mosconi argumenta que, si bien los cambios hormonales pueden afectar la memoria y la concentración a corto plazo, el cerebro tiene una notable capacidad de adaptarse y regenerarse. En lugar de centrarse en la pérdida, Mosconi anima a las mujeres a adoptar un enfoque proactivo que permita mejorar la función cerebral durante la menopausia.

En este sentido, existen prácticas que han demostrado ser efectivas para mejorar la memoria y la claridad mental. La actividad física regular, por ejemplo, es crucial para aumentar el flujo sanguíneo hacia el cerebro y promover la neuroplasticidad, lo que significa que el cerebro puede formar nuevas conexiones y mejorar su funcionamiento. Además, las investigaciones han demostrado que una alimentación rica en nutrientes como los ácidos grasos omega-3, antioxidantes y vitamina D pueden reducir la inflamación cerebral y proteger contra el envejecimiento cognitivo.

El aprendizaje continuo es otro factor clave para mantener la mente activa. Mosconi sugiere que las mujeres en la menopausia adopten actividades intelectuales que desafíen al cerebro como aprender un nuevo idioma, tocar un instrumento musical o involucrarse en actividades creativas como la pintura o la escritura. Estas prácticas no solo mejoran la memoria, sino que también pueden ayudar a mantener la mente enfocada y positiva.

Es importante, además, cuidar los hábitos de sueño, ya que el descanso adecuado es esencial para la consolidación de la memoria y la regeneración neuronal. La calidad del sueño puede verse afectada durante la menopausia, pero estrategias como la creación de una rutina relajante antes de acostarse, evitar la cafeína por la tarde y practicar técnicas de relajación pueden ayudar a mejorar la calidad del sueño.

Desarrollo de la sabiduría y la intuición: redefiniendo el propósito de la vida

La pérdida de estrógenos también puede generar un cambio en la forma en que las mujeres perciben el mundo. Mientras que la memoria a corto plazo puede verse afectada, son muchas las mujeres que descubren que se sienten más intuitivas, centradas y enfocadas en lo que realmente importa.

Uno de los aspectos más sorprendentes de la menopausia, según Christiane Northrup, es el crecimiento de la sabiduría y la intuición. Muchas mujeres descubren que, a medida que atraviesan esta etapa, hay una liberación emocional que les permite acceder a una mayor sabiduría interior. Este proceso se caracteriza por una claridad renovada sobre quiénes son, qué desean y cómo quieren vivir el resto de sus vidas.

En este sentido, la menopausia puede ser vista como un «despertar espiritual», donde las mujeres comienzan a reconocer su poder personal y a tomar decisiones desde un lugar más auténtico y sabio. Según la autora, la menopausia es un momento propicio para fortalecer la intuición, establecer metas más alineadas con los deseos más profundos y liberarse de las expectativas externas. La conexión con el ser interior permite tomar decisiones más plenas y centradas, lo que lleva a un mayor sentido de paz y satisfacción.

Northrup también habla sobre la importancia de cuidar la salud cerebral durante la menopausia para prevenir enfermedades neurodegenerativas en el futuro, como la enfermedad de Alzheimer. Ella recomienda intervenciones preventivas, como mantener un estilo de vida saludable, ejercicio regular y una dieta equilibrada, para apoyar la salud cerebral.

Entendiendo cómo nos podemos sentir

Es fundamental, por tanto, estar atentas a nuestro estado emocional. Si sientes que estás atravesando un momento difícil, hablar con alguien puede marcar la diferencia: ya sea con una amiga, un familiar, un compañero, una línea de ayuda o un profesional de la salud. Pedir apoyo no es señal de debilidad; al contrario, requiere una gran dosis de valentía.

1. **Cambios de ánimo e irritabilidad:** durante la menopausia, es común experimentar una mayor sensibilidad emocional, con altibajos en el estado de ánimo. Esto se debe, en parte, a la caída de los niveles de estrógeno, que afecta la producción de neurotransmisores como la serotonina, que regula el bienestar emocional. Sin embargo, cómo cada mujer vive esta transición depende de su propia historia vital. Por ejemplo, aquellas que han experimentado estrés crónico, ansiedad o depresión en etapas anteriores de la vida pueden ver intensificados estos síntomas emocionales. La irritabilidad es, sin duda, uno de los síntomas más habituales en la menopausia, y llega a estar presente hasta en un 70% de las mujeres, haciendo que sea uno de los síntomas que más afecta a la vida social de la mujer[13].

2. **Ansiedad y tristeza:** la sensación de ansiedad también es frecuente en esta etapa, especialmente cuando las mujeres se enfrentan a preguntas existenciales sobre el envejecimiento, su rol social y el final de la capacidad reproductiva. La menopausia puede activar miedos sobre la pérdida de juventud, belleza o energía, lo que a veces se traduce en tristeza o melancolía. No obstante, la forma en que se vivan estos cambios dependerá de cómo cada mujer ha gestionado su salud emocional a lo largo de su vida.

---

13. Couto Núñez, D., Nápoles Méndez, D. (2014). *Social and psychological aspects of climacterium and menopause.* MEDISAN, 18(10), 1409–1418.

3. **Falta de motivación o apatía (anhedonia):** a menudo, las mujeres experimentan una pérdida de interés por las actividades que antes les resultaban satisfactorias. Este síntoma puede estar relacionado con los cambios hormonales, pero también puede reflejar un proceso más amplio de reflexión y replanteamiento de la vida. Al llegar a la menopausia, muchas mujeres atraviesan un periodo de introspección sobre el camino recorrido, los logros obtenidos y las metas no alcanzadas. Aquellas que no han tenido la oportunidad de cuidar su salud mental o emocional pueden sentirse abrumadas o desorientadas en este punto de su vida.

4. **Ansiedad:** sentir preocupación, tensión o miedo ante una situación o experiencia estresante es totalmente normal y adaptativo. Sin embargo, cuando la intensidad de los síntomas es desproporcionada o estos se presentan en momentos inadecuados o de manera excesivamente prolongada en el tiempo, es cuando pasa a tratarse de un posible trastorno de ansiedad. Para poder ser considerado un trastorno como tal, el *Manual diagnóstico y estadístico de los trastornos mentales* (DSM-5, 2013) establece que deben darse también alteraciones conductuales asociadas a los síntomas cognitivos, como la huida o la evitación. Siendo uno de los trastornos más frecuentes en la actualidad, la prevalencia de este tipo de trastornos a lo largo de la vida se estima que es del doble en mujeres que en hombres Los trastornos de ansiedad durante la transición a la menopausia[14] y a largo plazo provoca malestar significativo, deterioro en la calidad de vida y dificultades en el funcionamiento social, laboral y familiar.

5. **Cambios de humor:** la variabilidad en los niveles de estrógeno y progesterona puede causar oscilaciones en el estado de

14. Carvajal-Lohr, A., Flores-Ramos, M., Marin Montejo, S. I., & Morales Vidal, C. G. (2016). *Los trastornos de ansiedad durante la transición a la menopausia.* Perinatología y Reproducción Humana, 30(1), 39–45.

ánimo, similares a los que algunas mujeres experimentan durante el ciclo menstrual, pero más intensos durante la perimenopausia. Aproximadamente el 40-60% de las mujeres experimentan cambios de humor, que pueden ser desde sentimientos de tristeza hasta euforia.

6. **Fatiga y falta de energía:** la alteración del sueño debido a los sofocos, sudores nocturnos y la ansiedad pueden provocar cansancio. Además, la pérdida de estrógeno puede afectar los niveles de energía, ya que esta hormona juega un papel importante en la regulación del metabolismo y la energía general.

7. **Falta de autoestima:** dados los estereotipos negativos que giran en torno a la menopausia, es habitual que ello repercuta en nuestra autoestima. Las mujeres con una baja autoestima manifiestan más síntomas relacionados con el climaterio, y ello influye de gran manera en el deterioro de la imagen y en la forma de ver la vida.

8. **Insomnio:** la dificultad para conciliar el sueño, la imposibilidad de dormir sin despertares nocturnos o el impedimento para tener sueños reparadores afecta en gran medida a la calidad de vida de la mujer. Se ha visto que las mujeres postmenopáusicas tienen entre 2,6 y 3,5 veces más problemas para dormir que las premenopáusicas, lo que se manifiesta en cansancio, peor rendimiento mental durante el día, menor productividad y mayor irritabilidad.[15]

Actuando para sentirnos bien

Recapitulando todo lo comentado hasta ahora, y a modo de resumen, Marta Picó nos regala su ABC, su hoja de ruta, para caminar por la

---

15. Couto Núñez, D., Nápoles Méndez, D. (2014). *Social and psychological aspects of climacterium and menopause*. MEDISAN, 18(10), 1409–1418.

menopausia y sus señales con paso firme, en positivo y acompañadas. Toma nota:

- **Infórmate para entender lo que te pasa:** el conocimiento es clave para transitar esta etapa. El climaterio es un proceso natural del cuerpo, no una enfermedad. Va más allá de los cambios físicos, así que entenderlo te ayudará a afrontarlo con más claridad.

- **Prepárate con tiempo:** la menopausia es solo una fase del climaterio, que empieza mucho antes de lo que imaginas. En tus 40, es el momento de estar atenta a las señales y prepararte para lo que viene. Mientras más temprano comiences, más control tendrás sobre esta etapa. Las mujeres de 40 tienen la ventaja de poder actuar y tomar decisiones a tiempo, incluso si están en plena etapa de maternidad o desarrollo profesional.

- **Escucha a tu cuerpo:** presta atención a las señales que te da. Tu cuerpo es tu mejor guía para saber qué necesitas y cómo avanzar.

- **Conócete a ti misma:** este es el momento perfecto para hacer una introspección profunda. Terapia, reflexión, reconocer tus deseos, necesidades y creencias limitantes. Un acompañamiento terapéutico puede ser fundamental, ya que algunos problemas internos pueden estar ahí sin que los hayas notado. Sin él, es fácil caer en soluciones temporales, como medicamentos, sin resolver el problema real.

- **Comprométete contigo misma:** lo más importante es que tomes la decisión de trabajar en ti misma. Si no te comprometes, nada de esto servirá. Buscar soluciones externas es útil, pero la verdadera transformación comienza cuando tomas las riendas de tu vida y te esfuerzas por mejorar. No será fácil, pero cada paso vale la pena.

- **No enfrentes esto en soledad:** compartir lo que estás viviendo con otras personas es esencial. Busca un entorno de apoyo donde puedas compartir tus experiencias sin ser juzgada. Rodearte de mujeres que también atraviesan el mismo proceso puede ser una fuente de motivación y fortaleza.

- **Invierte en ti misma:** no veas la inversión en tu bienestar como un gasto, sino como una oportunidad para mejorar. Busca profesionales que te acompañen en las áreas en las que te sientas perdida, ya sea en terapia, nutrición, o cualquier otro aspecto que necesites mejorar. Este es el momento de cuidar de ti y de tu salud integral.

¡Tranquila, que esto no acaba aquí! En el capítulo 4 te brindamos todas las estrategias y herramientas para mitigar los efectos negativos de los síntomas de la menopausia y hacer que el paso por esta etapa sea —dentro de lo posible— más fácil y llevadero.

Impacto en la esfera sexual

La menopausia conlleva una serie de cambios físicos, emocionales y sociales que pueden influir en la vida sexual de las mujeres. Sin embargo, es posible disfrutar de una vida sexual plena y satisfactoria durante esta etapa con la orientación adecuada. Consultar a un profesional para entender y tratar los síntomas, así como aprender nuevas formas de disfrutar de la sexualidad, puede ser una excelente opción para favorecer el bienestar físico y mental. Además, es importante recordar que la decisión de tener o no relaciones sexuales es completamente válida y debe tomarse en función del bienestar de cada mujer.

Tal y como dicta la OMS, la salud sexual es «un estado de bienestar físico, emocional, mental y social relacionado con la sexualidad; que no es solamente la ausencia de enfermedad, disfunción o incapacidad». Por ello, no es de extrañar que nuestra sexualidad se vea influida por nuestras creencias, por los factores culturales, sociales y educacionales y también, como no podía ser de otra manera, por cuán atractivas nos sintamos y cómo tengamos nuestra autoestima. ¿Y qué ocurre con la sexualidad una vez que llega la menopausia? ¿Desaparece? Pues no, a pesar de lo que se suele pensar, la vida sexual no caduca a ninguna edad, si bien es cierto que se ha observado que la llegada de la menopausia suele acompañarse de una bajada en los niveles de estrógeno, que pueden provocar sequedad vaginal, fragilidad vascular y disminución de la elasticidad; entre otros. Pero esto no significa que el deseo sexual desaparezca del todo. Más allá de todos los cambios que tengan lugar en nuestro cuerpo, la sexualidad puede mantenerse perfectamente activa con la edad, pasados los 50, los 60 e incluso los 70. Y hay evidencia que lo demuestra:

Según recogen estudios como el de Fernández Hernández y sus colaboradores (2006)[16], entre un 53 % y un 68 % de las mujeres de entre 50 y 65 años mantiene relaciones sexuales de manera regular. En este mismo estudio, los investigadores encontraron que un 23,9 % de la muestra de mujeres mayores de 64 años decía mantener un deseo sexual alto. Siguiendo esta línea, un estudio británico de 2015[17] encontró que cerca del 34% de las mujeres de entre 70 y 80 años, y el 14 % de las mujeres de entre 80 y 90 años eran sexualmente activas (es decir, reportaron mantener relaciones sexuales dos o más veces al mes). Resultados similares fueron encontrados por Freak-Poli y otros (2017)[18], donde vieron que más del 40 % de las mujeres de entre 65 y 75 años había mantenido actividad sexual con su pareja en los últimos 6 meses, datos que también fueron reportados por un 20 % de las mujeres mayores de 75 años.

---

16. Fernández Hernández, M., et al. (2006). *Sexual activity and desire in women aged 50 to 65 years.* Revista Española de Salud Pública, 80(3), 287–294.

17. British Study on Sexual Activity (2015). *Sexual activity in older women aged 70 to 90 years: prevalence and patterns.* Journal of Sexual Medicine, 12(7), 1421–1428.

18. Freak-Poli, R., et al. (2017). *Sexual activity in women aged 65 and older: findings from a longitudinal cohort study.* Menopause, 24(10), 1165–1172.

Cómo afectan los cambios físicos

La disminución de los estrógenos es el principal factor que impacta la función sexual. Este descenso afecta en aspectos como la lubricación vaginal, el deseo sexual y la respuesta de excitación. La reducción de estrógenos puede generar sequedad vaginal (atrofia vaginal), lo que puede causar molestias o dolor durante las relaciones sexuales.

Algunas mujeres también experimentan una disminución en la excitación y en la sensación de placer, ya que los cambios hormonales afectan a la función de los vasos sanguíneos y los músculos involucrados en la respuesta sexual. Esto puede generar una mayor lentitud en la excitación y, en algunos casos, dificultades para alcanzar el orgasmo.

Otro síntoma común es la incontinencia urinaria o un aumento en la frecuencia de infecciones urinarias, lo que puede afectar la comodidad y la confianza durante el acto sexual. Estos síntomas, junto con otros efectos físicos, como los sofocos o los sudores nocturnos, pueden influir negativamente en la vida sexual al afectar el bienestar general y la energía de la mujer.

¿Qué pasa con la autoestima?

Como sabrás, el paso del tiempo es inevitable y la edad conlleva cambios físicos y psicológicos que pueden llegar a comprometer nuestra autoestima. La autoestima puede ser definida como un indicador de cómo nos valoramos a nosotras mismas, y se considera uno de los elementos más importantes en el envejecimiento exitoso. Y es un gran factor determinante de nuestra sexualidad, por lo que una baja autoestima puede provocar que tengamos un menor deseo sexual o libido.

Es normal que con la edad vivamos cambios en nuestro cuerpo: podemos aumentar de peso, aparecen arrugas, canas…, aumenta la flacidez de la piel y de los senos, la fatiga…, entre otros. Todos estos cambios en nuestro físico pueden hacer que nos sintamos menos atractivas o femeninas y provocar una pérdida de nuestra autoestima.

A pesar de que, por lo general, las mujeres solemos lidiar con problemas de autoestima a lo largo de toda nuestra vida y que nuestros niveles de autoestima suelen ser más bajos que los de los hombres, durante la menopausia parece agudizarse este hecho para algunas. Como muestra el resultado que arrojó el I Estudio CinfaSalud sobre las percepciones y hábitos de las mujeres españolas durante la menopausia, realizado en 2014 con una muestra de 2000 mujeres españolas de entre 45 y 65: una de cada cinco mujeres afirma que su autoestima se ha visto modificada de forma negativa debido a la menopausia, especialmente en aquellas de entre 45 y 50 años que están comenzando a vivir este proceso. El periodo crítico en términos de autoestima sería el de perimenopausia, pero la adaptación posterior llevaría a una mejora de la percepción de una misma. Y en la fase postmenopáusica la imagen corporal mejoraría, acercándose a los niveles de las mujeres premenopáusicas, según el estudio publicado en 2018 por *Journal of Women&Aging*[19].

Cómo afectan los cambios emocionales y sociales

A nivel emocional y psicológico, la menopausia puede ir acompañada de cambios de humor, ansiedad o incluso cierto estado depresivo, lo que también puede disminuir el deseo sexual. Además, el aumento de peso, la irritabilidad y los problemas de sueño son comunes durante esta etapa, lo que puede dificultar el deseo y la conexión emocional necesarias para una vida sexual activa.

Como señala la Dra. Constanza Bartolucci, médica especialista en salud sexual, la forma en que cada mujer vive estos cambios depende de su historia sexual y de cómo se siente emocionalmente respecto a su cuerpo y su sexualidad. Las mujeres que ya experimentaban problemas como bajo deseo sexual o dolor durante las relaciones antes de la menopausia pueden sentir que estos problemas se intensifican. Además,

---

19. Séjourné, N., Got, F., Solans, C., Raynal, P. (2018). *Body image, satisfaction with sexual life, self-esteem, and anxiodepressive symptoms: A comparative study between premenopausal, perimenopausal, and postmenopausal women.* Journal of Women & Aging, 31(1), 18–29.

factores como no haber recibido educación sexual o la falta de comunicación con la pareja pueden complicar la vivencia de la sexualidad en esta etapa.

Resumiendo, los cambios y síntomas comunes relacionados con la salud sexual en la menopausia son:

- **Disminución de estrógenos y progesterona:** durante la menopausia, los niveles de estrógeno y progesterona disminuyen drásticamente, lo que afecta varias funciones reproductivas y sexuales. El estrógeno es crucial para la lubricación vaginal y el mantenimiento de la elasticidad de los tejidos vaginales. La baja de estrógenos puede hacer que la vagina se vuelva más seca, estrecha y menos elástica, lo que provoca molestias o dolor durante las relaciones sexuales.

- **Reducción de la testosterona:** aunque se asocia comúnmente con los hombres, las mujeres también producen testosterona, que influye en el deseo sexual. La disminución de esta hormona puede afectar la libido y la excitación.

Estos cambios hormonales, junto a factores emocionales y vitales que se experimentan en esta etapa provocan:

- **Disminución o cambios en el deseo sexual:**
    - La menopausia puede estar acompañada de fluctuaciones emocionales como irritabilidad, ansiedad y tristeza. Los cambios hormonales, combinados con los efectos físicos, pueden hacer que algunas mujeres experimenten sentimientos de frustración o pérdida de confianza, lo que afecta directamente la intimidad sexual.

    - La transición a la menopausia puede causar síntomas psicológicos y cambios de ánimo que pueden disminuir el deseo sexual, ya que afectan la conexión emocional y física con la pareja.

- A medida que las mujeres envejecen y experimentan los cambios de la menopausia, la manera en que perciben su cuerpo y su sexualidad puede alterarse. La menopausia puede hacer que algunas mujeres se sientan menos atractivas o menos deseables, lo que afecta su confianza y su deseo de tener relaciones sexuales.

- **Cambios en la fase de excitación que se pueden producir:**
  - Disminución de la lubricación en la fase de excitación que genera sensación de sequedad, malestar y hasta dolor en la penetración o tacto genital, lo que puede incluso derivar en vaginismo (imposibilidad de penetrar). En este punto, la Dra. Bartolucci comenta que es importante reconocer que como parte del proceso de excitación ocurre la lubricación (además de otros cambios) y que este término se usa principalmente para hacer referencia a esa sensación de flujo/humedad/lubricación en la excitación, pero en ocasiones también se usa de forma similar para hacer referencia a la sensación de humedad/flujo que hay en el día a día y que también se ve afectado en muchas mujeres con los cambios estrogénicos, que genera síntomas como sequedad, etc.

  - Alteraciones en la sensación de excitación y placer. Es común escuchar en consulta: «No siento lo mismo…».

  - Cambios en las sensaciones orgásmicas.

Los antidepresivos o ciertos medicamentos para la presión arterial también pueden interferir con la función sexual. Y la terapia hormonal si bien puede aliviar muchos de los síntomas de la menopausia, en algunas mujeres también puede producir efectos secundarios como cambios de ánimo, hinchazón o incluso un aumento de la sensibilidad en los senos, que de alguna manera pueden interferir en la esfera sexual. Por eso, es importante mencionar en este punto que la terapia hormonal local es segura y con un impacto muy diferente en relación con los efectos secundarios que la terapia hormonal sistémica. Sin embargo, muchas veces, las mujeres son reacias a utilizarla dado que confunden ambos tratamientos y por la desinformación general sobre la terapia hormonal. Por eso es fundamental ponerse en manos de especialistas que nos pueden indicar el mejor tratamiento en cada caso particular, como recomienda la Dra. Bartolucci.

- **Intervenciones quirúrgicas:** en casos más extremos, como la extirpación de los ovarios (ooforectomía), la menopausia puede ocurrir de forma abrupta, causando una caída rápida y drástica en los niveles hormonales, lo que agrava los síntomas sexuales y emocionales.

Afortunadamente, como explica la Dra. Bartolucci, hoy en día las mujeres consultan más que hace una década; quieren entender lo que les está pasando y cómo pueden aliviar o solucionar situaciones que antes no experimentaban o de las que ahora son más conscientes. Además, los cambios físicos (como el aumento de peso, la irritabilidad, la mala calidad del sueño) dificultan el deseo e interés sexual. Sin embargo, esto no debe verse como un obstáculo, ya que, como argumenta la médica, si todo lo importante lo planificamos, ¿por qué no planificar también el sexo, otorgándole el momento y el espacio adecuados? Es importante recordar que el sexo va más allá de una práctica sexual; se trata de emociones, conexión, complicidad, disfrute (o pasarlo bien) y compartir placer.

Cuando ciertos síntomas físicos (sequedad vaginal, dolor/dispareunia, incontinencia, falta de deseo) y mentales (irritabilidad, falta de sueño, autoimagen negativa) se combinan durante la menopausia, pueden impedir el disfrute del sexo e incluso causar disconformidad en la mujer y su pareja. En estos casos, es conveniente acudir a un experto que nos ayude a identificar el origen del problema y a reaprender a disfrutar de una vida sexual plena y placentera, si así lo deseamos. Es fundamental desmontar el mito de que no se puede vivir sin sexo. Es una elección personal y, si se toma desde el bienestar físico y mental, es completamente válida y respetable. Sin embargo, es importante recordar, comenta la Dra. Bartolucci, «que una de las funciones principales de la sexualidad es el placer, lo cual es fundamental para la salud física y psicológica de las personas, así como para el bienestar». Por lo que, aunque podemos vivir sin sexualidad, es un recurso propio para estar y sentirnos mejor. Así que ¿por qué renunciar a ello?

¿CÓMO PUEDE AFECTAR A LA RELACIÓN DE PAREJA?

Como es de esperar, todo el conjunto de síntomas (físicos, hormonales y psicológicos) que ocurren durante la menopausia pueden provocar mucha angustia e impactar directamente en el bienestar general de la mujer, así como también en sus relaciones interpersonales (familia, trabajo, pareja...). Concretamente, la situación puede ser más delicada en la relación de pareja, especialmente porque requiere de mucha paciencia y comprensión por parte de esta. Por todo ello, es de vital importancia que la pareja esté informada sobre los síntomas que pueden presentarse con la menopausia, para que de esta manera logre entender el comportamiento de la mujer durante esta etapa delicada de la vida.

En el capítulo 3 explicaremos cómo gestionar esta situación y qué hacer para mejorar la salud sexual. Te animamos a leerlo una vez que se hayan expuesto aquí las situaciones que pueden ocurrir en la vida sexual de la mujer. La menopausia no tiene por qué significar una disminución de la actividad o satisfacción sexual. Con una comunicación abierta, ajustes en la intimidad y cuidados físicos y emocionales, muchas mujeres y sus parejas encuentran nuevas formas de disfrutar de su relación y sexualidad. La sexualidad femenina evoluciona a lo largo de la vida, y la menopausia, lejos de marcar un final, puede ser una oportunidad para redescubrir el placer y fortalecer la intimidad. Existen muchas estrategias para cuidar la salud sexual en esta etapa, combinando el autocuidado físico, el acompañamiento emocional y, cuando es necesario, el tratamiento médico.

PROBLEMAS SEXUALES COMUNES EN MUJERES

Además de los efectos de la menopausia, muchas mujeres pueden experimentar otros problemas sexuales en diferentes momentos de su vida que, al llegar a la menopausia, persisten porque no se han abordado ni resuelto. Estos problemas, que no son exclusivos de la menopausia, tienden a agravarse si no se tratan. Algunos de estos problemas incluyen dolor durante las relaciones sexuales, falta de excitación o deseo sexual, dificultad para alcanzar el orgasmo y poco interés en el sexo. Las causas pueden estar relacionadas con:

- **Relaciones de pareja:** los conflictos o dificultades en la relación pueden afectar la vida sexual.
- **Autoimagen:** sentirse insatisfecha con el propio cuerpo o tener baja autoestima puede influir negativamente en el deseo sexual y las otras fases de la respuesta sexual. Es decir, el deseo y la excitación.
- **Desconocimiento corporal:** no conocer lo que nos gusta o cómo funciona nuestro cuerpo puede dificultar la experiencia sexual.
- **Falta de información sobre la sexualidad y educación sexual:** la falta de conocimiento sobre cómo funciona la sexualidad femenina puede generar malestar o incomodidad.

Impacto en la salud a largo plazo

Además de los cambios inmediatos o rápidos que nos anuncian la menopausia (como los sofocos, alteraciones en el ciclo menstrual, cambios de humor, sudores nocturnos y disminución de la libido), la falta de estrógenos tiene repercusiones a largo plazo que, aunque no son tan evidentes en el inicio de la menopausia, pueden desencadenar trastornos y patologías graves con el paso del tiempo.

Los estrógenos cumplen una función crucial en muchos sistemas del cuerpo femenino, no solo en el sistema reproductivo. Cuando los niveles de estas hormonas caen, diversos órganos y tejidos comienzan a sufrir cambios. Es fundamental entender que, si bien los síntomas inmediatos son los que suelen recibir más atención porque pueden llegar de una forma más abrupta, los efectos a largo plazo, aunque silenciosos, pueden tener un impacto mucho más profundo en la salud general de las mujeres, a menudo llevando a la aparición de trastornos y enfermedades serias.

En promedio, la esperanza de vida en los países del primer mundo está alrededor de los 80 años, cuando a principios del siglo pasado se situaba entre los 50 y 60 años. Las estadísticas, por tanto, nos muestran que estamos viviendo más tiempo, lo que es una excelente noticia, siempre y cuando podamos tomar decisiones activas para mantenernos lo más saludables posible durante esos años. Estas cifras indican que tanto mujeres como hombres viven más tiempo que nunca, pero también significa que muchas mujeres vivirán aproximadamente un tercio de su vida después de la menopausia (cuando los periodos menstruales han cesado completamente).

Sabemos, a través de muchos estudios, que el estrógeno tiene un efecto protector sobre la salud ósea, cardiovascular y genitourinaria a largo plazo, y actualmente se están llevando a cabo investigaciones sobre la salud cerebral de las mujeres a largo plazo. Esto está arrojando resultados muy interesantes, pero se necesita mucha más investigación, especialmente en relación con la demencia y la enfermedad de Alzheimer.

En cuanto a enfermedades asociadas con la menopausia, pueden surgir problemas de tiroides como el hipotiroidismo, aumento de la tensión arterial, colesterol y el riesgo de infartos. También existe el riesgo de osteoporosis, especialmente si se tiene un pico bajo de masa ósea a los 30 años, si se ha fumado, si se tiene bajo peso, antecedentes familiares de fracturas o si se han tomado corticoides para enfermedades autoinmunes o asma. La incontinencia urinaria también puede empeorar debido a la debilidad de los tejidos y la musculatura, por lo que se recomienda fisioterapia y ejercicios de Kegel.

Veamos algunos.

Enfermedades cardiovasculares

Una de las consecuencias más significativas de la disminución de estrógenos es el aumento del riesgo de enfermedades cardiovasculares. El estrógeno tiene efectos protectores sobre el sistema cardiovascular, principalmente porque ayuda a mantener los niveles adecuados de colesterol, reduce la inflamación y mejora la función de los vasos sanguíneos. Con su disminución, se altera el perfil lipídico, lo que puede llevar a un aumento del colesterol LDL (colesterol «malo») y una disminución del HDL (colesterol «bueno»). Esto incrementa el riesgo de aterosclerosis (endurecimiento de las arterias), hipertensión y, en última instancia, enfermedades coronarias.

Además, la menopausia puede estar relacionada con un aumento en la presión arterial y alteraciones en el metabolismo, como la resistencia a la insulina, lo que también contribuye al riesgo cardiovascular. Las mujeres que atraviesan la menopausia tienen una tasa de mortalidad cardiovascular que aumenta significativamente, especialmente después de los 60 años.

El enfoque en la salud del corazón siempre parece centrarse en los hombres, y esto es esencialmente porque, antes de los 60 años, las enfermedades cardíacas son más prevalentes entre los hombres; sin embargo, después de los 60 años, las mujeres parecen alcanzar rápidamente a los hombres. La British Heart Foundation nos dice que «hay alrededor de 7,6 millones de personas viviendo con una enfermedad del corazón o circulatoria en el Reino Unido: 4 millones de hombres y 3,6 millones de mujeres» y que «los costos de atención médica relacionados con enfermedades del corazón y circulatorias se estiman en £9 mil millones cada año».

Sabemos que el estrógeno tiene un efecto beneficioso sobre la salud del corazón en las mujeres antes de la menopausia, lo que ayuda a explicar por qué las cifras cambian a medida que envejecemos; pero ¿qué hace exactamente? El estrógeno ayuda a controlar los niveles de colesterol y previene la arteriosclerosis al mantener todo bien lubricado y flexible. También puede ayudar a evitar que se formen placas en las paredes arteriales. Lamentablemente, las enfermedades cardíacas todavía son consideradas por muchos como una enfermedad de hombres, lo que significa que puede no ser diagnosticada en las mujeres.

El riesgo de enfermedades del corazón aumenta notablemente después de la menopausia, convirtiéndola en un periodo crítico para prestar atención a la salud cardiovascular. Antes de este periodo, las mujeres tienen una menor prevalencia de enfermedades del corazón en comparación con los hombres, en gran parte debido al efecto protector del estrógeno. Sin embargo, después de la menopausia, la protección hormonal disminuye, y las mujeres empiezan a igualar o incluso superar a los hombres en cuanto a riesgo cardiovascular. Se estima que aproximadamente el 30% de las mujeres postmenopáusicas desarrollarán alguna forma de enfermedad cardiovascular.

La disminución de los niveles de estrógeno es la principal causa detrás del aumento del riesgo cardiovascular en la menopausia. El estrógeno tiene efectos protectores sobre el sistema cardiovascular, ya que mejora el perfil lipídico, reduce la inflamación y ayuda a mantener la elasticidad de los vasos sanguíneos. Con la caída de esta hormona, las mujeres experimentan una serie de cambios que favorecen el desarrollo de enfermedades del corazón, entre ellos:

1. **Aumento de la presión arterial:** la falta de estrógeno puede contribuir al endurecimiento de las arterias, lo que aumenta la presión sanguínea.

2. **Cambios en los niveles de colesterol:** el colesterol LDL (conocido como colesterol «malo») tiende a aumentar, mientras que el colesterol HDL (colesterol «bueno») disminuye, lo que favorece la acumulación de placas en las arterias.

3. **Resistencia a la insulina:** la menopausia puede estar asociada con una mayor resistencia a la insulina, lo que eleva el riesgo de diabetes tipo 2, un factor de riesgo importante para las enfermedades cardíacas.

4. **Distribución de la grasa:** muchas mujeres experimentan una redistribución de la grasa, que se concentra especialmente en la zona abdominal, lo cual incrementa el riesgo de enfermedades cardíacas.

Síntomas

Es importante destacar que las enfermedades cardiovasculares no siempre presentan síntomas evidentes hasta que ocurren eventos graves, como un infarto o un accidente cerebrovascular. Asimismo, las consecuencias de no abordar el riesgo cardiovascular durante la menopausia pueden ser graves y potencialmente mortales. La enfermedad cardiovascular es la principal causa de muerte en mujeres postmenopáusicas, superando incluso al cáncer. Las condiciones más comunes asociadas con el riesgo cardiovascular elevado incluyen:

- **Enfermedad coronaria:** obstrucción de las arterias que suministran sangre al corazón, lo que puede resultar en angina o infarto.

- **Accidente cerebrovascular:** obstrucción de las arterias que irrigan el cerebro, lo que puede causar que no llegue sangre suficiente al cerebro.

- **Insuficiencia cardíaca:** el corazón no puede bombear suficiente sangre para satisfacer las necesidades del cuerpo.

Consejos para manejar el riesgo cardiovascular en la menopausia

Afortunadamente, existen varias estrategias para reducir el riesgo cardiovascular durante y después de la menopausia.

- **Mantener una dieta saludable:** comer una dieta rica en frutas, verduras, granos enteros, grasas saludables (como las que provienen de los aguacates, frutos secos y aceite de oliva) y baja en grasas saturadas y trans ayuda a mantener el colesterol y la presión arterial en niveles saludables.

- **Ejercicio regular:** la actividad física regular, como caminar, nadar o hacer yoga, es crucial para mantener el corazón saludable, reducir el peso y mejorar la circulación.

- **Controlar el peso:** mantener un peso saludable es clave para reducir el riesgo de hipertensión, diabetes y colesterol alto. La obesidad abdominal en particular es un factor de riesgo significativo para las enfermedades cardíacas.

- **Dejar de fumar:** el tabaco es un factor de riesgo cardiovascular importante. Abandonar el hábito de fumar mejora significativamente la salud cardiovascular.

- **Controlar la presión arterial y el colesterol:** es fundamental realizar chequeos regulares para monitorear la presión arterial y los niveles de colesterol. Si los resultados son elevados, se pueden hacer ajustes en la dieta, el ejercicio o, en algunos casos, utilizar medicamentos.

- **Manejar el estrés:** el estrés crónico puede contribuir a la hipertensión y otros problemas cardiovasculares. Técnicas de relajación, como la meditación, el yoga o la respiración profunda, pueden ser útiles.

La menopausia representa un periodo de vulnerabilidad para la salud cardiovascular de las mujeres, pero con un enfoque preventivo y un estilo de vida saludable, es posible reducir considerablemente los riesgos. Es fundamental que las mujeres postmenopáusicas sean conscientes de los factores de riesgo y trabajen en estrecha colaboración con su médico para manejar su salud cardiovascular de manera efectiva.

Osteoporosis

Otro de los problemas más comunes asociados con la menopausia es la osteoporosis, una condición en la que los huesos se debilitan y se vuelven más susceptibles a fracturas. El estrógeno juega un papel fundamental en la salud ósea, ya que favorece la absorción de calcio y promueve la formación de huesos nuevos. Con la disminución de estrógenos, el proceso de resorción ósea (descomposición del hueso) aumenta significativamente, mientras que la formación de hueso nuevo disminuye. Esto lleva a una pérdida progresiva de densidad ósea, aumentando el riesgo de fracturas, especialmente en la columna vertebral, las caderas y las muñecas.

La osteoporosis no suele presentar síntomas hasta que ocurre una fractura, lo que la hace aún más peligrosa. Las mujeres postmenopáusicas tienen hasta cuatro veces más probabilidades de desarrollar osteoporosis que los hombres, y el riesgo sigue aumentando con la edad.

¿Qué es?

La osteoporosis es una enfermedad crónica del hueso caracterizada por la pérdida de masa ósea y una alteración en su estructura. Como resultado, el hueso se vuelve más frágil y aumenta el riesgo de fracturas incluso ante golpes o traumatismos leves. De hecho, el término «osteoporosis» proviene de la expresión «hueso poroso».

Este trastorno suele no presentar síntomas durante los años en los que se desarrolla, lo que hace que pase desapercibido hasta que se producen fracturas debido a la disminución de la resistencia ósea. Actualmente, la osteoporosis es la enfermedad metabólica ósea más común, afectando al 40% de las mujeres postmenopáusicas y a casi el 50% de las personas mayores de 70 años. Es ocho veces más frecuente en mujeres que en hombres, y aunque es más prevalente en la tercera edad, puede desarrollarse a cualquier edad en ambos sexos.

En general se admite que la mujer adquiere el máximo de masa ósea alrededor de los 20 años, que esta masa permanece estable hasta los 38-40 y que a partir de esta edad comienza la pérdida de esta. Por el contrario, el hombre se estima que adquiere el pico de masa ósea unos años más tarde que la mujer (cerca de los 25) y su pérdida es más lenta y progresiva.

La pérdida de masa ósea y densidad ósea es un proceso común durante la menopausia debido a los cambios hormonales, especialmente a la disminución de los niveles de estrógeno. El estrógeno juega un papel fundamental en la regulación del equilibrio entre la formación y resorción ósea, y su disminución durante la menopausia acelera la pérdida de masa ósea, aumentando el riesgo de osteoporosis. Esta disminución constituye un factor de riesgo para fracturas en caso de caída. La pérdida de densidad y masa ósea en la menopausia puede ser un proceso gradual y silencioso, lo que hace que muchas mujeres no noten los síntomas hasta que ya se ha producido un daño significativo en los huesos. Es importante tener en cuenta que la pérdida de masa ósea no suele causar síntomas directos en sus primeras etapas, pero puede llevar a varios problemas que se notan más tarde.

La etapa comprendida entre los 20 y los 40 años se caracteriza por el mantenimiento de la masa ósea: la formación y destrucción ósea ocurren de manera equilibrada, lo que mantiene la densidad ósea. Sin embargo, a partir de esa etapa, especialmente en mujeres durante la menopausia, la pérdida de masa ósea supera a la ganancia, lo que provoca una disminución en la densidad y fortaleza de los huesos. Este fenómeno se ve agravado por el hecho de que las mujeres alcanzan un menor desarrollo de la masa ósea en comparación con los hombres, y dado que en España, como en muchos otros países, las mujeres viven más años que los hombres, esto explica en parte la mayor prevalencia de osteoporosis y otros trastornos óseos en mujeres.

La cantidad de masa ósea, considerado el mejor indicador del estado óseo, depende de la actividad de las células óseas, que está regulada por diversas hormonas (como las sexuales, las que controlan el metabolismo del calcio, la parathormona, entre otras), la vitamina D y una serie de factores como la genética, la nutrición, la actividad física y la edad. Por lo tanto, mantener una rutina de ejercicio moderado y constante, corregir las malas posturas diarias, reducir las tensiones y seguir una dieta rica en calcio y vitamina D son hábitos simples que beneficiarán a nuestro sistema músculo-esquelético a lo largo de toda la vida.

El riesgo de sufrir osteoporosis es mayor en ciertos grupos de personas, especialmente en mujeres postmenopáusicas. Se estima que entre el 30 % y el 50 % de todas las mujeres postmenopáusicas sufren esta enfermedad. En España, afecta a más de tres millones de personas, siendo las mujeres las más afectadas.

Existen varios factores de riesgo que incrementan las posibilidades de desarrollar osteoporosis, entre los cuales se incluyen:

1. **Edad:** el riesgo aumenta con la edad, especialmente después de los 65 años.
2. **Sexo femenino:** las mujeres, en particular después de la menopausia, tienen un mayor riesgo debido a la disminución de los niveles de estrógeno, lo que afecta la salud ósea.
3. **Historial familiar**: las personas con antecedentes familiares de osteoporosis o fracturas óseas tienen un mayor riesgo.
4. **Baja densidad ósea**: tener una baja densidad mineral ósea es un factor clave en el desarrollo de osteoporosis.
5. **Raza**: las mujeres blancas tienen un riesgo significativamente mayor en comparación con mujeres de otras razas.
6. **Estilo de vida:** factores como el sedentarismo, la mala alimentación (deficiencia de calcio y vitamina D), el tabaquismo y el consumo excesivo de alcohol aumentan el riesgo de osteoporosis.
7. **Medicamentos**: el uso prolongado de ciertos medicamentos, como los corticosteroides, puede debilitar los huesos y aumentar el riesgo de osteoporosis.
8. **Trastornos médicos**: condiciones como la artritis reumatoide, la diabetes, el hipotiroidismo y enfermedades gastrointestinales pueden aumentar la probabilidad de desarrollar osteoporosis.

Por lo tanto, las mujeres postmenopáusicas, especialmente aquellas con factores de riesgo adicionales, como antecedentes familiares o un estilo de vida poco saludable, tienen más probabilidades de sufrir osteoporosis.

La osteoporosis en cifras

- La osteoporosis postmenopáusica afecta a aproximadamente 1 de cada 3 mujeres mayores de 50 años. La densidad ósea disminuye de forma significativa entre los 50 y 70 años.
- Se estima que alrededor de 1 de cada 2 mujeres mayores de 50 años sufrirá una fractura ósea relacionada con la osteoporosis en algún momento de su vida.
- En estudios epidemiológicos, se ha observado que las mujeres postmenopáusicas tienen una tasa de fractura de cadera cinco veces mayor que los hombres de la misma edad.
- Aunque, por lo general, las fracturas osteoporóticas ocurren en mujeres postmenopáusicas mayores, la pérdida de masa ósea que lleva a la osteoporosis comienza antes de la menopausia.
- Un periodo de pérdida rápida de masa ósea comienza un año antes de la menstruación final. La pérdida de masa ósea es rápida durante alrededor de 3 años, y continúa en la postmenopausia, pero más lentamente.
- Durante el periodo de pérdida rápida de masa ósea, la densidad ósea disminuye un promedio de 2% por año, con una mayor disminución en la columna que en la cadera. Al transcurrir 10 años, la disminución acumulativa de la densidad ósea es aproximadamente de un 10%. A la vez, hay pérdida en la calidad y resistencia de la masa ósea (la capacidad de resistir quebradura o fractura).
- Las mujeres que pierden más densidad ósea durante la transición menopáusica sufren más fracturas en la postmenopausia.
- Las mujeres con menopausia precoz tienen menor densidad ósea y más fracturas en la postmenopausia.
- En mujeres premenopáusicas y perimenopáusicas precoces, la actividad física, se trate de quehaceres domésticos o deportes y

ejercicio habitual, está asociada con mayor densidad y resistencia óseas. Las mujeres físicamente activas llegan a la transición menopáusica (cuando se pierde masa ósea) con mayores reservas óseas.

¿Cómo notar que algo no va bien?

La osteoporosis es conocida como una «enfermedad silenciosa» porque, en sus etapas iniciales, generalmente no presenta síntomas, y la alteración de los huesos no se detecta hasta que se produce una fractura ósea. Sin embargo, cuando la enfermedad avanza, pueden aparecer los siguientes síntomas:

- Dolor o sensibilidad en los huesos.
- Fracturas a raíz de un traumatismo pequeño o incluso sin ningún tipo de traumatismo.
- Pérdida de estatura (que en casos avanzados puede superar los 10 cm) con el paso del tiempo.
- Lumbago, derivado de fracturas en los huesos de la columna vertebral.
- Postura encorvada o cifosis.

Es importante señalar que las personas con osteoporosis no suelen presentar síntomas visibles durante un largo periodo, hasta que ocurre la primera fractura. Por lo tanto, la prevención y el diagnóstico temprano son esenciales para evitar los efectos negativos de esta condición. Las fracturas más comunes son las de la columna vertebral, la muñeca y la cadera.

Si se sospecha la presencia de osteoporosis, es fundamental consultar al médico para una evaluación adecuada.

Zonas más afectadas por las fracturas:

- **Muñeca:** la fractura de muñeca, especialmente en la parte distal del radio, es conocida como «fractura de Colles». Es más común en mujeres a partir de los 55 años.

- **Cadera:** las fracturas de cadera son una de las principales causas de incapacidad en la vejez y su frecuencia aumenta a partir de los 75 años, «lo cual constituye una causa de mortalidad y de gasto público», señala la especialista.

- **Vértebras:** los huesos de la columna vertebral, las vértebras, son propensos a sufrir fracturas por compresión, especialmente en la parte anterior de cada vértebra, conocida como «el cuerpo vertebral». Este tipo de fractura se produce cuando un cuerpo vertebral se hunde, lo que ocasiona una curvatura anormal de la columna (cifosis). Este tipo de fractura es común a partir de los 65 años y puede ser muy doloroso.

Factores de riesgo de fracturas

Según la revista *JAMA* (*Journal of the American Medical Association*)[20], los siguientes factores aumentan el riesgo de fracturas:

- **Baja densidad mineral ósea:** una densidad ósea reducida es uno de los principales factores de riesgo de fracturas.
- **Edad:** el riesgo de sufrir una fractura aumenta con la edad.
- **Caídas:** la mayoría de las fracturas se producen como resultado de caídas.
- **Problemas de visión:** la mala visión puede provocar caídas y, por ende, fracturas. Corregir problemas visuales puede reducir el riesgo.
- **Fumar:** el tabaco debilita los huesos, lo que incrementa la probabilidad de fracturas.
- **Consumo excesivo de alcohol:** beber más de 2 vasos de alcohol al día aumenta el riesgo de fracturas de cadera, ya que eleva el riesgo de caídas.

---

20. U.S. Preventive Services Task Force. (2018). *Screening for osteoporosis to prevent fractures: US Preventive Services Task Force recommendation statement.* Journal of the American Medical Association, 319(24), 2521–2531.

- **Bajo peso corporal:** tener un peso corporal bajo puede aumentar el riesgo de fractura de cadera.
- **Raza:** las mujeres blancas tienen un riesgo de fracturas aproximadamente 2 a 3 veces mayor que los hombres o las mujeres negros o hispanos.
- **Fracturas previas:** las fracturas previas son un indicador de un mayor riesgo de fracturas futuras.
- **Fractura vertebral previa:** una fractura de la columna vertebral suele ser un signo de osteoporosis y puede indicar un riesgo particularmente alto de futuras fracturas.
- **Antecedentes familiares:** los hijos de padres que han sufrido fractura de cadera tienen un mayor riesgo de padecer la misma fractura.
- **Medicamentos:** ciertos medicamentos, como los corticosteroides y los inhibidores de la aromatasa (utilizados para tratar el cáncer de mama), pueden ocasionar pérdida ósea y aumentar el riesgo de fracturas.
- **Enfermedades crónicas:** algunas afecciones, ictus (ACV) o embolias, artritis reumatoide, diabetes y enfermedad de Parkinson, pueden aumentar el riesgo de caídas y, por lo tanto, de fracturas.

Prevenir las fracturas implica abordar estos factores de riesgo, lo que incluye el tratamiento de problemas visuales, evitar caídas, mantener una dieta adecuada, hacer ejercicio y controlar enfermedades crónicas.

Prevención y tratamiento:

- Ejercicio regular, especialmente el que involucra soporte de peso (como caminar, correr, bailar) y ejercicios de fuerza, puede ayudar a mantener los huesos fuertes. También es importante el ejercicio que ayude a trabajar el equilibrio, como remarca la Dra. Canals.
- Suplementos de calcio y vitamina D son esenciales para mantener la salud ósea. Siempre bajo criterio médico, pues excederse puede provocar piedras en el riñón y vesícula.

- En algunos casos, los medicamentos como los bisfosfonatos o moduladores selectivos del estrógeno (SERM) son recetados para frenar la pérdida ósea y reducir el riesgo de fracturas.
- Hábitos cotidianos como encender siempre la luz en casa, llevar calzado cómodo, evitar los tacones, retirar alfombras y objetos que obstaculizan el paso... son importantes para evitar caídas, como subraya la especialista.

Problemas metabólicos y aumento de peso

El cambio hormonal durante la menopausia también está relacionado con alteraciones en el metabolismo, lo que puede llevar a un aumento de peso y a un cambio en la distribución de la grasa corporal. Muchas mujeres experimentan un aumento de grasa abdominal, lo cual no solo afecta la apariencia física, sino que también incrementa el riesgo de desarrollar enfermedades metabólicas como la diabetes tipo 2 y el síndrome metabólico.

El aumento de peso en la menopausia también está vinculado con una mayor resistencia a la insulina, lo que puede llevar a desequilibrios en los niveles de azúcar en sangre y aumentar la probabilidad de desarrollar enfermedades cardiovasculares y otras patologías asociadas al metabolismo.

Alteraciones en la función cognitiva durante la menopausia

La disminución de estrógenos en la menopausia tiene un impacto significativo en la salud cerebral, afectando la memoria, la concentración, el bienestar emocional y el estado de ánimo. Muchas mujeres experimentan lo que se conoce como «niebla mental», caracterizada por dificultades para concentrarse, recordar información o tomar decisiones. Estos cambios pueden influir negativamente en la calidad de vida y, por ello, es fundamental que las mujeres estén informadas y busquen formas de cuidar su salud cerebral.

Desde el punto de vista estructural, estudios[21] han demostrado que el cerebro postmenopáusico puede experimentar pérdida de volumen en áreas clave como el hipocampo y la corteza prefrontal, regiones fundamentales para la memoria y la cognición. Esta reducción está vinculada a la pérdida de estrógenos, que tienen un papel neuroprotector, ayudando a preservar las células cerebrales del daño y el envejecimiento prematuro.

La caída de estrógenos también aumenta la vulnerabilidad a enfermedades neurodegenerativas como el alzhéimer y el párkinson. En particular, las mujeres postmenopáusicas tienen un riesgo mayor de desarrollar alzhéimer, debido a la pérdida de los efectos protectores de los estrógenos, que regulan procesos como la eliminación de proteínas tóxicas (como la beta-amiloide) y la inflamación cerebral.

En este contexto, la Dra. Lisa Mosconi, en su libro *The Menopause Brain*, describe al estrógeno como un «regulador maestro» del cerebro femenino. Según ella, el estrógeno protege contra el daño cerebral, estimula el crecimiento celular, mejora el aprendizaje y la memoria, apoya a neurotransmisores clave, regula la circulación cerebral y actúa como antioxidante. Estas funciones subrayan la importancia de estrategias para mitigar los efectos de la menopausia en la función cognitiva y emocional.

Entre las recomendaciones para preservar la salud cerebral durante la menopausia se incluyen una alimentación equilibrada, ejercicio físico regular, control del estrés y, en algunos casos, la terapia hormonal, siempre bajo supervisión médica.

En conclusión...

Aunque los síntomas inmediatos de la menopausia son los que suelen generar más preocupación, los efectos a largo plazo de la disminución

---

21. Goyal, M. S., *et al.* (2019). *Loss of estrogen-related brain connectivity in aging women.* Proceedings of the National Academy of Sciences of the United States of America, 116(43), 21646-21651.

de estrógenos son igualmente importantes. Las mujeres deben ser conscientes de que, además de los sofocos y otros síntomas visibles, la menopausia puede aumentar el riesgo de enfermedades graves como las cardiovasculares, la osteoporosis, los trastornos metabólicos y las alteraciones cognitivas. Por lo tanto, es fundamental que durante esta etapa de la vida se adopten medidas preventivas, como una alimentación saludable, ejercicio regular, control del estrés y, en algunos casos, terapia hormonal, siempre bajo la supervisión médica, para reducir el impacto de estos riesgos a largo plazo.

3

CONVIERTE EL ESTILO DE VIDA EN TU MEJOR ALIADO

Para afrontar mejor las alteraciones que puedan surgir en esta etapa es básico adoptar un estilo de vida saludable que incluya una alimentación sana y equilibrada, ejercicio físico regular, un buen descanso, gestión del estrés, la moderación de hábitos perjudiciales como fumar o el exceso de alcohol o cafeína... Y no es solo un discurso que está de moda, sino que se sabe y se ha demostrado que la modificación del estilo de vida, con la introducción de hábitos considerados saludables y positivos, es tan eficaz como las intervenciones biomédicas para reducir la sintomatología menopáusica, aparte de mejorar la salud en general y permitir adoptar un papel más activo en la propia salud.

La menopausia ha de considerarse también como un momento vital en el que muchas mujeres encuentren el momento adecuado para reflexionar sobre sus hábitos de vida de cara a vivir mejor y minimizar el riesgo de presentar algunas enfermedades en el futuro, promocionando un modo de vida que incluya alimentación sana, práctica regular de ejercicio físico y relaciones positivas y productivas.

Un pequeño apunte sobre el ejercicio

Entre el 40-60% de las mujeres comentan que hacen ejercicio para gestionar los síntomas asociados con la menopausia. La práctica de ejercicio físico saludable se ha relacionado de forma categórica con la protección y promoción de la salud física y mental, con el incremento de la calidad de vida, así como con la prevención de la muerte prematura por cualquier causa en cualquier edad, sexo o estado de salud. Por el contrario, la conducta sedentaria hasta triplica el riesgo de enfermar, y se equipara con situaciones negativas tan reconocidas como el tabaquismo, la obesidad o la hipertensión.

En cuanto a la inactividad física, no solo pone en riesgo la salud de la mujer en la peri o la postmenopausia, sino que acrecienta los problemas derivados de estas etapas, ya de por sí momentos de cambios, e incluso de riesgos para algunas mujeres. En este sentido, es abundante la evidencia que relaciona la práctica habitual de ejercicio físico con la mejora de numerosos indicadores de salud y de calidad de vida, con la prevención y con el tratamiento de dolencias diversas que se instauran precisamente en la peri y la postmenopausia. Podríamos decir que el ejercicio físico es algo más que un estilo de vida, constituyéndose por sí mismo como una forma de terapia.

Y la alimentación

Mantener una dieta equilibrada es clave para gestionar los síntomas de la menopausia y preservar la salud. Durante este periodo, muchas mujeres experimentan cambios en su cuerpo, como un aumento de grasa abdominal, lo que las suele llevar a seguir dietas restrictivas. Sin embargo, optar por este tipo de dietas no siempre es lo más adecuado. Las dietas que limitan excesivamente las calorías, las grasas o los carbohidratos pueden resultar perjudiciales, ya que durante la menopausia es esencial una alimentación rica en nutrientes variados. Restringir demasiado la ingesta de estos componentes puede afectar la producción muscular, fundamental en esta etapa, y aumentar el cansancio, además de interferir con la producción hormonal.

Es recomendable dejar de centrarse únicamente en las calorías y, en su lugar, prestar atención a la calidad de los nutrientes. La dieta ideal debería incluir, por ejemplo, una gran porción de verduras y hortalizas, la cual podría ocupar la mitad del plato; proteínas de alta calidad, que se ajusten al tamaño de la palma de la mano, y grasas saludables como el aceite de oliva, junto con carbohidratos complejos como la quinoa o el boniato. De todo ello hablaremos en las próximas páginas, así como de los demás hábitos saludables que pueden conformar nuestro estilo de vida de ahora en adelante para vivir plenamente esta etapa.

Así que entremos ya de lleno en el mundo del autocuidado y descubramos lo que está en nuestra mano hacer para recorrer este camino con salud y bienestar, físico y mental.

Alimentación en la menopausia

La menopausia, a pesar de ser muy temida por los cambios biológicos que conlleva, puede convertirse en una etapa muy grata si se sigue un estilo de vida saludable. Hemos visto que hay cambios fisiológicos evidentes como los sofocos, la irritabilidad, las alteraciones vaginales y las urológicas, que pueden necesitar un tratamiento específico, pero hay otros que pueden prevenirse con una alimentación y actividad física adecuadas a lo largo de la vida.

Haciendo caso al dicho de «más vale prevenir que curar», hay que anticiparse y adoptar ciertos hábitos antes de que se produzca el cese de la capacidad funcional del ovario. Y, sobre todo, siendo conocedoras de que la edad de presentación de la menopausia se sitúa en torno a los 50 años, y que hay señales que nos avisan como la irregularidad del ciclo menstrual.

Uno de los cambios que más suelen preocuparnos es el incremento de peso, junto con la modificación de la silueta corporal, debido a que se tiende a acumular grasa en la zona abdominal y se pierde cintura. Pero se producen otros efectos, no tan evidentes a simple vista, que también van a requerir medidas nutricionales. Entre ellas, el aumento del riesgo de enfermedad cardiovascular, así como la pérdida de masa ósea. «La dieta juega un papel clave porque puede ayudar a controlar estos cambios y, sobre todo, a mantener nuestra salud», destaca Carla Plana, dietista nutricionista. Las recomendaciones nutricionales y dietéticas van a ir dirigidas, por tanto, a obtener una buena calidad de vida y vamos a repasarlas a continuación.

Recomendaciones nutricionales generales en la menopausia

Ya desde que cumplimos los 40, la OMS recomienda disminuir un 5 % las necesidades energéticas cada década. Eso sí, ha de hacerse manteniendo el equilibrio nutricional de manera que nos aseguremos de seguir una alimentación que nos aporte todo lo que necesitamos en cada etapa. «La restricción calórica estricta no es recomendable, ya que puede tener efectos negativos en la salud, como la pérdida de masa muscular y la reducción de la densidad ósea. Sin embargo, es importante moderar el aporte energético y evitar comer en exceso. Lo que ocurre con la menopausia es que el metabolismo se vuelve más lento, lo que significa que las mujeres tienen más probabilidades de ganar peso (sobre todo grasa) si no ajustan sus hábitos alimenticios», explica Carla Plana.

La especialista nos da algunos ejemplos cotidianos y prácticos que podemos incluir de forma fácil en nuestro día a día, en lugar de reducir drásticamente las porciones. Se trata de realizar pequeños ajustes en las comidas, por ejemplo, cambiar el tipo de cocción (frito por plancha u horno o vapor) o evitar la adición de salsas innecesarias que aumentan el valor calórico de un plato y sustituirlas por otras más ligeras o por las especias. También es útil comer conscientemente, es decir, disfrutar de cada bocado y no comer en exceso por costumbre o por estrés.

Eso sí, siempre estamos a tiempo de redirigir nuestra alimentación hacia el buen camino, con hábitos nutricionales que nos ayuden a mejorar nuestro bienestar y vivirla con salud, energía y buen ánimo. Qué comemos y cómo comemos tienen mucho que decir aquí. «Si has llevado una dieta equilibrada a lo largo de tu vida, rica en frutas, verduras, proteínas y grasas saludables, probablemente estarás mejor preparada para pasar por esta etapa. Pero si no te has cuidado tanto antes, no te preocupes, nunca es tarde para mejorar tus hábitos y evitar complicaciones como el aumento de peso o la osteoporosis», tranquiliza Plana. Por ejemplo, si antes solías comer mucho pan y pasteles (ricos en azúcares y carbohidratos refinados), ahora es importante reducir esos alimentos y optar por alternativas más saludables como pan integral, legumbres, fruta fresca, verduras, proteínas magras como el pollo o pescado, y grasas saludables como las que encuentras en el aceite de oliva. El ejemplo cotidiano que nos da Carla Plana es este: «Imagínate que, en vez de un desayuno con *croissant* y café con azúcar, lo cambias por un desayuno con avena integral, un poco de fruta y yogur natural. Esto te dará más fibra, proteína y te ayudará a mantener un nivel de azúcar en sangre más estable, lo que es fundamental para tu salud en esta etapa».

Calorías. Cuando no hay problemas de peso y/o enfermedades asociadas, la dieta en el periodo de menopausia ha de ser equilibrada y adaptada a la edad, la talla y nivel de actividad física. Pero cuando hay una predisposición a aumentar de peso, conviene seguir una dieta más ajustada en calorías. Eso sí, se deben evitar las dietas demasiado estrictas durante la menopausia, ya que pueden provocar una pérdida muscular y una disminución aún mayor del metabolismo. Es mejor adoptar hábitos alimenticios sostenibles y equilibrados a largo plazo. Todos los consejos que daremos en este capítulo están encaminados a mejorar la salud y el bienestar en esta etapa, controlar ciertos síntomas y evitar el aumento de peso, así que toma buena nota de todo ello.

Grasas. Los cambios hormonales de la menopausia pueden modificar en cierto grado el perfil lipídico sanguíneo en la mujer menopáusica, lo que provoca un aumento del nivel de colesterol. De ahí que la incidencia de enfermedades cardiovasculares va igualándose a la del hombre en esta etapa. Es aconsejable limitar el consumo total de grasas, sobre todo el de grasas saturadas de origen animal (embutidos, patés, carnes grasas, nata, mantequilla...), aunque teniendo en cuenta que algunas grasas vegetales (palma, coco) también las contienen y se encuentran principalmente en los productos de bollería, patatas fritas, etc. De esta manera se conseguirá no solo controlar el peso, sino también los niveles de colesterol. También moderar el consumo de grasas trans (margarina, bollería...).

Por el contrario, es importante potenciar el consumo de alimentos ricos en grasas mono y poliinsaturadas (aceite de oliva, frutos secos, pescado azul o aguacate). Además, este tipo de grasa ayuda a hidratar la piel y las mucosas. Es muy aconsejable enriquecer la dieta en pescado azul porque nos aportará ácidos grasos esenciales de la serie omega-3, muy útiles en la prevención y el tratamiento coadyuvante de algunas enfermedades cardiovasculares.

Todo ello considerando cantidades adecuadas a las necesidades energéticas para un buen control del peso corporal.

Proteínas. Durante la menopausia, necesitamos más proteína que antes para preservar la masa muscular y mantener un metabolismo saludable. «1,2-1,5 gramos de proteína por kilogramo de peso corporal al día sería lo ideal si no tenemos ningún otro problema de salud asociado como problemas renales. Esto es especialmente importante si te ejercitas regularmente, ya que el ejercicio ayuda a fortalecer los músculos», comenta Plana.

Fuentes de proteína:

- Carnes magras: pollo, pavo, conejo.
- Pescado azul: atún, salmón, boquerones, emperador.
- Legumbres: lentejas, garbanzos, guisantes, habas, soja.
- Frutos secos y semillas: almendras, semillas de calabaza, sésamo, semillas de lino.

Ejemplo cotidiano: para comer algo rico en proteína, podrías preparar una ensalada de pollo a la plancha con aguacate y tomates *cherry*. O para un *snack*, un puñado de nueces o un huevo cocido.

Hidratos de carbono. Conviene controlar la ingesta de hidratos de carbono, pero favorecer el consumo de los complejos e integrales (pan, pasta, arroz, legumbres, patata) y no abusar de los azúcares. Como los cambios hormonales pueden aumentar la propensión a subir de peso, evitar los picos de insulina a través de una alimentación baja en azúcar y carbohidratos refinados puede ser útil para mantener un peso saludable.

Por tanto, se trata de que evitemos los alimentos azucarados, dulces, pan blanco, pasteles, alimentos procesados... Además, no se trata de limitarnos al arroz o al trigo (aunque sean integrales), sino que puede ser un buen momento para descubrir e incluir cereales como el centeno, la espelta o la quinoa que enriquecen la dieta al aportar una mayor variedad de nutrientes, mejorar el perfil de fibra y diversificar los beneficios para la salud digestiva y metabólica.

Calcio. Es un mineral fundamental en la prevención de la osteoporosis, por lo que es muy importante aumentar su consumo en la menopausia, explica Plana.

Hay estudios que nos indican que el 30% de las mujeres vamos a tener osteoporosis. De ahí la importancia de la prevención, para llegar a dicha etapa con unos buenos huesos. La recomendación es de 1200 mg/día en mujeres postmenopáusicas, según el Institute of Medicine, la EFSA y sociedades como la National Osteoporosis Foundation y la SEN (Sociedad Española de Nutrición).

Alimentos lácteos ricos en calcio:

- **Leche**: la leche es una excelente fuente de calcio, especialmente cuando es fortificada. Las variedades desnatadas o semidesnatadas son buenas opciones para evitar el exceso de grasas saturadas.
- **Yogur**: el yogur, especialmente el natural o griego, es otra excelente fuente de calcio y, además, aporta probióticos que favorecen la salud intestinal. Optar por yogures sin azúcares añadidos es ideal.
- **Queso**: algunos quesos son especialmente ricos en calcio, como el queso parmesano, cheddar, mozzarella y ricotta. Si estás buscando reducir las calorías y grasas, el queso fresco o cottage es una opción baja en grasa pero rica en calcio.
- **«Leche» vegetal fortificada**: las bebidas vegetales, como la de soja, almendra o avena, a menudo están fortificadas con calcio, lo que las convierte en una alternativa excelente para quienes no consumen lácteos. Asegúrate de elegir las versiones fortificadas para obtener el aporte adecuado.

Alimentos no lácteos ricos en calcio:

- **Verduras de hoja verde oscuro**: las verduras como col rizada (kale), acelga y brócoli son ricas en calcio. Las espinacas también, pero contienen oxalatos, que pueden interferir con la absorción de calcio.
- **Tofu y tempeh**: el tofu (hecho de soja) es una excelente fuente de calcio, especialmente cuando se elabora con sal de calcio. El tempeh, también derivado de la soja, es otro alimento rico en calcio y proteínas.
- **Pescados con espinas**: sardinas, anchoas… son una excelente fuente de calcio. Son fáciles de incorporar a ensaladas, pastas y otros platos.
- **Frutos secos y semillas**: las almendras, sésamo (ajonjolí), chía y semillas de amapola son fuentes de calcio. Puedes agregarlas a batidos, ensaladas o comerlas como *snack*.
- **Legumbres**: las judías blancas, garbanzos y lentejas tienen un contenido considerable de calcio, y son una excelente opción para quienes siguen dietas vegetarianas o veganas.
- **Frutas deshidratadas**: algunas frutas deshidratadas, como los higos secos, son ricas en calcio. Pueden ser un excelente tentempié y se pueden añadir a ensaladas o batidos.
- **Alimentos fortificados con calcio**: muchos alimentos procesados hoy en día están fortificados con calcio como algunos cereales de desayuno, jugos de frutas y barras energéticas. Asegúrate de elegir opciones con bajo contenido de azúcar y preferiblemente sin aditivos.

Ejemplo cotidiano: si al mediodía comes una ensalada de tomate, huevo duro, queso fresco y sardinas en conserva, estarás asegurando una buena dosis de calcio. O, si prefieres un tentempié, un puñado de almendras puede ser una excelente opción.

Ojo con los alimentos que interfieren en la absorción de calcio

1. Alimentos ricos en oxalatos

Los oxalatos son compuestos naturales que se encuentran en ciertos alimentos y que pueden reducir la absorción de calcio al formar complejos insolubles con él, por lo que no conviene basar la alimentación en ellos. Se encuentran en:

- Espinacas
- Acelga
- Remolacha
- Ruibarbo
- Patata

2. Alimentos ricos en fitatos

Los fitatos (o ácido fítico) son compuestos presentes en algunos alimentos de origen vegetal, como los cereales integrales, legumbres, frutos secos y semillas, que también pueden reducir la absorción de calcio. Sin embargo, sus efectos pueden disminuir con métodos de preparación como el remojo, la fermentación o la germinación de estos alimentos.

3. Exceso de sal (sodio)

Una dieta alta en sal puede aumentar la excreción de calcio a través de la orina, lo que podría contribuir a la pérdida de calcio en los huesos. Reducir el consumo de alimentos procesados y ricos en sodio, como *snacks*, alimentos enlatados y comida rápida, es clave para preservar el calcio.

4. Cafeína

El consumo excesivo de cafeína (presente en el café, té, refrescos y bebidas energéticas) puede interferir con la absorción de calcio y aumentar la excreción urinaria de este mineral. Si eres una persona que consume grandes cantidades de café, es recomendable moderar su ingesta para evitar efectos negativos sobre la salud ósea.

5. Alcohol

El consumo excesivo de alcohol puede afectar la absorción de calcio y, a largo plazo, contribuir a la pérdida ósea. También puede interferir con la función del hígado y las hormonas responsables de la regulación del calcio, lo que hace aún más importante consumirlo con moderación.

6. Exceso de proteínas animales

El consumo excesivo de proteínas animales, como las de la carne roja, puede aumentar la excreción de calcio por la orina. Sin embargo, esto no significa que debas eliminar completamente las proteínas animales, sino más bien es recomendable equilibrar tu dieta con fuentes de proteínas vegetales (como legumbres, tofu o frutos secos) y evitar el consumo excesivo de carne.

7. Alimentos con mucho ácido (bajos en pH)

Los alimentos muy ácidos, como los cítricos (naranjas, limones), tomates o vinagre, pueden alterar la absorción de calcio en el tracto digestivo. Aunque estos alimentos tienen otros beneficios nutricionales, se debe tener en cuenta su consumo en el caso de estar tomando suplementos de calcio o tener problemas de absorción.

8. Algunos medicamentos

Además de los alimentos, algunos medicamentos pueden interferir con la absorción de calcio, como los antibióticos, diuréticos y corticosteroides. Si estás tomando medicación, es importante hablar con tu médico sobre posibles interacciones que puedan afectar la absorción de calcio.

¿Cómo optimizar la absorción de calcio?

Para maximizar la absorción de calcio, es recomendable:

- Consumir alimentos ricos en vitamina D, ya que esta vitamina es esencial para la correcta absorción de calcio.
- Evitar consumir grandes cantidades de alimentos que interfieren con el calcio (apartado anterior) justo antes o después de consumir alimentos ricos en este mineral.

- La vitamina C no solo ayuda a la absorción de calcio de manera indirecta, sino que también apoya la salud ósea a través de su papel en la formación de colágeno.
- Mantener una dieta equilibrada que incluya fuentes variadas de calcio, sin depender únicamente de alimentos que puedan interferir en su absorción.

Vitamina D. Se recomienda consumir alimentos ricos en vitamina D, ya que ayuda a fijar el calcio en los huesos. Es una vitamina liposoluble y se encuentra en la parte grasa de alimentos como el pescado azul y los huevos. Y también podemos obtenerla a través de cereales enriquecidos. Recordemos que la vitamina D la sintetiza el organismo a través de los rayos ultravioletas del sol (son suficientes 15 minutos diarios de exposición para obtener las cantidades adecuadas).

Fósforo. Es esencial para la mineralización del hueso, pero si la dieta es mucho más rica en fósforo que en calcio, disminuye la densidad de la masa ósea. El fósforo está presente en el pescado, los cereales, los frutos secos y, de manera muy destacada, en las bebidas carbonatadas.

Magnesio. Es otro mineral importante en la formación del hueso, pues regula la absorción y asimilación del calcio y favorece la actividad de la vitamina D. Fuentes de magnesio son los frutos secos, cereales, vegetales.

Fibra. Durante la menopausia, las mujeres tienden a experimentar cambios en su digestión y aumento de peso. Una dieta rica en fibra ayuda a mejorar el tránsito intestinal, controlar el peso y reducir el riesgo de enfermedades crónicas. Frutas, verduras, legumbres, avena, semillas de chía, lentejas, garbanzos y pan integral son algunas buenas fuentes de fibra.

Fitoestrógenos. Los fitoestrógenos son compuestos naturales que se encuentran en ciertos alimentos, tienen una estructura química similar al estrógeno, aunque mucho más débil. La especialista en nutrición afirma que «pueden ayudar a aliviar algunos de los síntomas más comunes de la menopausia, como los sofocos y la sequedad vaginal».

La soja (y derivados como el tofu o la leche de soja) es una fuente importante de fitoestrógenos y ha demostrado ser eficaz para reducir los sofocos. Otros alimentos ricos en fitoestrógenos son las semillas de lino, garbanzos, frutos secos y algunos frutos rojos. «Pero si hay alguna enfermedad hormonal puede estar contraindicado, por lo que es importante consultar siempre con el médico», remarca Plana.

Ejemplo cotidiano: un batido de soja o un tazón de yogur griego con semillas de lino pueden ser excelentes opciones para incorporar fitoestrógenos a la dieta. O incluso picoteo a base de edamame a media tarde o en una cena como aperitivo.

Hidratación adecuada. A medida que los niveles hormonales cambian, la piel puede volverse más seca, por lo que es importante mantenerse bien hidratada. Además, el consumo adecuado de agua ayuda a mejorar la digestión y mantener la energía. Bebe suficiente agua y consume alimentos con alto contenido de agua como frutas (sandía, pepino) y sopas. Aumentar la ingesta hídrica en forma de agua, caldos e infusiones hasta dos litros diarios para favorecer la diuresis y reducir los sofocos.

Antioxidantes. Los antioxidantes ayudan a proteger las células del daño y pueden tener un efecto positivo sobre la salud de la piel y la prevención del envejecimiento prematuro. Una alimentación con abundancia de frutas, verduras y hortalizas frescas, de temporada, nos asegurará su aporte. Algunas fuentes de antioxidantes son: arándanos, fresas, granada, espinacas, zanahorias, tomates…

Cómo afecta la inflamación en la menopausia

La inflamación es una respuesta natural del cuerpo frente a agentes externos que pueden ser dañinos. Este mecanismo resulta beneficioso cuando actúa de forma puntual para protegernos, pero se vuelve perjudicial cuando se mantiene de manera constante. Teniendo en cuenta que en la menopausia se genera una situación con un elevado cortisol y que este puede conllevar a un estado de inflamación importante, cobra sentido seguir las directrices de una dieta antiinflamatoria, ya que la inflamación crónica de bajo grado puede aumentar también debido a la caída de los estrógenos, explica Plana. Pero recordando que comer bien ya nos protege de la inflamación y que una dieta antiinflamatoria, en realidad, es una dieta en la que abundan los vegetales, no hay exceso de carnes rojas, hay productos frescos..., y que no se trata de añadir ciertos alimentos exóticos. Además, es muy importante no confundir exceso de peso con inflamación.

La inflamación crónica está asociada con:

1. **Aumento del riesgo de enfermedades cardíacas:** la inflamación crónica está asociada con un mayor riesgo de arteriosclerosis (endurecimiento de las arterias) y otras enfermedades cardiovasculares. Durante la menopausia, la disminución de estrógenos reduce la capacidad del cuerpo para protegerse contra estos problemas.

2. **Osteoporosis:** el estrógeno también ayuda a proteger los huesos, y su disminución puede favorecer la inflamación que contribuye a la pérdida de masa ósea, aumentando el riesgo de osteoporosis.

3. **Dolores articulares y musculares:** la inflamación también puede generar dolor en las articulaciones (artritis) y rigidez muscular, lo que afecta la movilidad y calidad de vida.

4. **Aumento de peso y cambios metabólicos:** la inflamación crónica puede influir en el metabolismo y contribuir al aumento de peso, especialmente alrededor de la zona abdominal. El exceso de peso también puede generar más inflamación, creando un círculo vicioso.

La dieta «antiinflamatoria» es una herramienta poderosa para las mujeres en la menopausia. Al elegir alimentos ricos en antioxidantes, ácidos grasos omega-3, fibra y fitoestrógenos, se puede ayudar a reducir la inflamación crónica y a proteger el cuerpo contra los efectos negativos asociados con la menopausia. Mantener una dieta equilibrada, evitar alimentos procesados y seguir hábitos saludables no solo puede mejorar los síntomas de la menopausia, sino que también previene enfermedades a largo plazo. Un ejemplo cotidiano de la experta sería comer un salteado de verduras con cúrcuma y pimienta negra, o incluir pescado azul como el salmón en tus comidas; estas son formas excelentes de incluir alimentos antiinflamatorios en tu dieta. También puedes beber té verde, que tiene poderosos antioxidantes.

Alimentos con más poder inflamatorio

- **Azúcar:** azúcar blanco, azúcar moreno, panela, melaza, sirope, fructosa, miel…, el azúcar añadido a los alimentos como mermelada, zumos de fruta, bebidas azucaradas, refrescos, golosinas, bollería, galletas, chocolate y derivados… Todos estos tipos de azúcar tienen un gran poder inflamatorio y muchos son los estudios que lo relacionan con problemas de salud.

- **Grasas trans:** las grasas trans se forman hidrogenando las grasas líquidas a temperatura ambiente, las cuales deben cambiar su estructura molecular para convertirlas en sólidas. Son las grasas más peligrosas para la salud. Se utilizan mucho en alimentos procesados como margarinas, comida rápida como pizzas, patatas fritas y *snacks* salados, palomitas de maíz para microondas, bollería, galletas, chocolates, cereales de desayuno azucarados, etc. Es decir, todas aquellas que contengan aceite vegetal parcialmente hidrogenado.

- **Grasas procesadas:** las grasas saturadas de los alimentos procesados tienen poder inflamatorio. Estos ingredientes contienen, además de grasas perjudiciales para la salud, exceso de sodio, almidón refinado, azúcares... que también promueven la inflamación. Los encontramos en embutidos, salchichas, butifarras, hamburguesas...

- **Carbohidratos refinados:** consumir grandes cantidades de carbohidratos refinados como pan blanco, pasta y arroz blanco también puede promover la inflamación, ya que predisponen al crecimiento de bacterias intestinales inflamatorias.

- **Alcohol:** el consumo excesivo de alcohol es altamente inflamatorio y así lo demuestra el marcador inflamatorio de proteína C reactiva, que aumenta tras su elevado consumo.

Alimentos recomendados para reducir la inflamación

- **Aumentar el consumo de ácidos grasos omega-3:** Podemos encontrarlos en el pescado azul, mariscos, almendras o nueces. El pescado azul tipo atún, caballa, sardinas, salmón, etc., es rico en ácidos grasos omega-3, un potente antiinflamatorio que actúa inhibiendo la síntesis de sustancias mediadoras de la inflamación. Por otro lado, aunque no tenga un efecto antioxidante directo, los ácidos grasos omega-3 ayudan a proteger a las membranas celulares de los efectos nocivos de los procesos oxidativos. Para cubrir las necesidades de este tipo de grasas, es aconsejable consumir al menos dos veces a la semana este tipo de pescados. Otras fuentes de omega-3 son los frutos secos (especialmente las nueces) y las semillas de lino trituradas (para conseguir absorber el omega-3), aceite de linaza, de canola, de nuez, de soja, de germen de trigo y de avellana.

- **Alimentos ricos en alfa linolénico:** semillas de lino trituradas, semillas de calabaza, aceite de soja, cártamo o maíz, así como los frutos secos y algunas verduras de hoja verde como espinaca, col rizada, coles de Bruselas, etc.

- **Consumir aceite de oliva virgen extra:** además de los grandes beneficios cardiovasculares y menor riesgo de cáncer, se suma el poder antiinflamatorio. Consumir 50 ml diarios de aceite de oliva virgen extra hace bajar la PCR (el marcador inflamatorio de proteína C reactiva) y otros marcadores inflamatorios[22].

- **Alimentos ricos en vitamina C:** como la fresa, kiwi, naranja, tomate, pimientos crudos, brócoli, perejil, etc. Esta vitamina, junto con el omega-3, inhibe los procesos que cursan con inflamación en el organismo. Además, la papaya y la piña (frutas ricas en vitamina C) contienen papaína y bromelina, sustancias con un alto poder antiinflamatorio. El consumo de fruta y verdura debe ser diario y, de las cinco raciones diarias recomendadas, al menos, una de ellas, debería estar compuesta por verduras crudas ricas en vitamina C y otra por las frutas nombradas anteriormente.

- **Alimentos ricos en betacarotenos:** zanahoria, calabaza, mango, papaya, etc., por su poder antiinflamatorio y antioxidante.

- **Se aconseja el consumo de** arándanos, moras y otros frutos rojos, por su contenido en antocianinas.

- **Se recomienda la ingesta de hortalizas** del género *Allium* (ajos, cebolla, puerro, ajos tiernos, etc.), ya que son ricas en azufre, mineral necesario para la formación de colágeno y otros elementos que constituyen los huesos, cartílagos, tendones y ligamentos.

- **Cereales integrales:** aportan minerales, especialmente selenio y vitaminas. Su riqueza en fibra permite evitar el estreñimiento, al mismo tiempo que ayuda a eliminar las impurezas del organismo.

---

22. Schwingshackl, L., Christoph, M., Hoffmann, G. (2015). *Effects of olive oil on markers of inflammation and endothelial function: A systematic review and meta-analysis.* Nutrition Reviews, 73(7), 495–506.

- **Potenciar el consumo de hierbas aromáticas y especias** antiinflamatorias como jengibre, clavo, canela, cúrcuma y perejil.

- **Niveles óptimos de vitamina D:** aporta beneficios a respuestas inflamatorias e inmunitarias. La exposición solar es el factor principal en la producción de calciferol (vitamina D3). Cierto es que se encuentra en alimentos como lácteos, pescado azul, huevos y alimentos enriquecidos, pero su cantidad es insuficiente. Es necesario que los rayos solares incidan en la piel directamente 10-15 minutos diarios.

La dieta como aliada en situaciones concretas

Las recomendaciones dietéticas que acabamos de repasar pueden beneficiar a todas las mujeres a partir de los 50, pero a continuación daremos consejos específicos que pueden ser de ayuda para prevenir y mitigar problemas y síntomas concretos derivados de la menopausia, y conoceremos qué alimentos son los más recomendados y desaconsejados en cada situación.

Para reducir factores de riesgo cardiovascular

- Evita el exceso de grasas saturadas, presentes en carnes grasas, embutidos, quesos grasos, yogures con nata, productos precocinados y bollería industrial, ya que pueden aumentar el colesterol y el riesgo cardiovascular.

- Aumenta el consumo de pescado, especialmente pescado azul (3-4 veces por semana), por su aporte en ácidos grasos omega-3, beneficiosos para el corazón y la inflamación. Disminuye el consumo de carne roja.

- Limita el consumo de huevos a un máximo de cuatro por semana, no superando una yema diaria.

- Incorpora alimentos integrales ricos en fibra en tu dieta diaria, como frutas enteras con piel, verduras, cereales integrales, legumbres, arroz integral y pasta integral, para mejorar el tránsito intestinal y controlar el peso.

- Consume verduras y hortalizas todos los días, tanto en comidas principales como en acompañamientos; se recomienda al menos dos raciones diarias, preferiblemente una en crudo, y tres piezas de fruta al día para aportar vitaminas, minerales y antioxidantes.

- Modera la ingesta de azúcar, sal y bebidas alcohólicas para evitar la retención de líquidos, el aumento de presión arterial y la acumulación de grasa abdominal, un problema común en la menopausia.

- Evita el consumo de azúcares simples y productos ultraprocesados, como refrescos, pasteles y chucherías, para prevenir picos de glucosa y aumentar la sensibilidad a la insulina.

- Combina una alimentación saludable con ejercicio físico regular, que ayudará a frenar la acumulación de grasa abdominal, mejorar la masa muscular y mantener un peso adecuado durante esta etapa.

Para disminuir el riesgo de osteoporosis

- Se recomienda consumir al menos dos raciones diarias de productos lácteos de calidad por su aporte en calcio. Evita los postres lácteos azucarados como natillas, flanes o yogures con azúcar añadido.

    - *Una ración de lácteos equivale a*: un vaso de leche desnatada o semidesnatada (si usas bebida vegetal, debe estar enriquecida en calcio), dos yogures naturales o 80 g de queso fresco 0%.

- Otras fuentes importantes de calcio son los frutos secos (almendras, nueces, avellanas), legumbres (soja, judías blancas, garbanzos, guisantes), semillas de sésamo y pipas de girasol. También aportan calcio los pescados con espinas comestibles (como sardinas y anchoas enlatadas), almejas, berberechos, gambas y verduras de hoja verde (espinacas, col rizada, berro, brócoli). Si tienes sobrepeso u obesidad, controla las cantidades de frutos secos y legumbres por su densidad calórica.

- Incorpora alimentos ricos en vitamina D, fundamental para la fijación del calcio en los huesos. Esta vitamina se encuentra en pescados grasos (pescado azul), huevos, lácteos y cereales enriquecidos. En caso de seguir una dieta vegetariana, es recomendable controlar los niveles de vitamina D y valorar la suplementación si es necesario.

- La vitamina D también se sintetiza en la piel mediante la exposición solar. Se recomienda al menos 15 minutos diarios de sol para mejorar la absorción del calcio. Por eso, realizar actividad física al aire libre, especialmente ejercicios con impacto (andar, subir escaleras, correr), no solo favorece la masa ósea, sino que también ayuda a mantener un peso saludable.

- Evita el consumo de alcohol y tabaco, ya que ambos reducen la densidad mineral ósea y aumentan el riesgo de osteoporosis.

FITOESTEROLES PARA LA SALUD CARDIOVASCULAR Y ÓSEA

Los fitoesteroles son compuestos naturales de las plantas, cuya estructura es similar a la del colesterol humano. Se encuentran principalmente en alimentos como aceites vegetales, nueces, semillas, legumbres y cereales integrales (además, hay algunos productos enriquecidos con fitoesteroles que podemos tener en cuenta). Durante la menopausia, los niveles de estrógeno disminuyen, lo que puede aumentar el riesgo de problemas cardiovasculares y óseos. Los fitoesteroles pueden ser beneficiosos en esta etapa por varias razones:

1. **Reducción del colesterol:** los fitoesteroles ayudan a reducir los niveles de colesterol LDL (colesterol «malo») al bloquear su absorción en el intestino. Esto es especialmente importante durante la menopausia, cuando las mujeres tienen un mayor riesgo de desarrollar enfermedades cardiovasculares.

2. **Mejor salud ósea:** aunque los fitoesteroles no sustituyen los estrógenos, se ha sugerido que pueden tener un efecto positivo sobre la salud ósea, ya que contribuyen a mejorar el perfil lipídico y pueden tener un impacto indirecto en la mineralización ósea.

3. **Alivio de síntomas de la menopausia:** algunos estudios sugieren que los fitoesteroles pueden ayudar a reducir la intensidad de los sofocos y otros síntomas relacionados con la menopausia, aunque los resultados varían según cada persona.

Para conciliar el sueño

- Deja pasar entre una hora y media y dos horas entre la cena y la hora de acostarte. Este tiempo permite una correcta digestión y evita molestias que dificultan el sueño.

- Acostarse justo después de cenar puede provocar reflujo ácido, ardor, náuseas y ganas de vomitar, lo que interfiere con un descanso reparador.

- Evita cenas abundantes, grasas o muy especiadas, ya que las especias pueden aumentar la temperatura corporal y dificultar el sueño, mientras que las grasas favorecen la secreción de ácido clorhídrico, causando acidez estomacal.

- Reduce o elimina el consumo de alcohol y café en la cena, pues aumentan la acidez estomacal y alteran el ciclo del sueño.

- Opta por infusiones relajantes antes de dormir, como tila, pasiflora, azahar, melisa o té sin teína, para favorecer la calma y la conciliación del sueño.

- Evita alimentos diuréticos por la noche, como espárragos, endibias, apio, cebolla, sandía y melón, para no interrumpir el descanso con visitas frecuentes al baño.

- Incluye en tu dieta alimentos ricos en triptófano, un aminoácido esencial para la producción de melatonina y serotonina, neurotransmisores clave en el ciclo del sueño. Fuentes comunes de triptófano son la leche, el plátano, la carne y el pescado. Un vaso de leche caliente antes de acostarte puede ser una alternativa saludable para mejorar el sueño.

Evitar la retención de líquidos

- Aumenta la ingesta de líquidos, preferiblemente agua, caldos o infusiones, hasta un mínimo de 1,5 litros al día. Esto ayuda a eliminar el exceso de líquidos acumulados y mejora la circulación sanguínea.

- Consume frutas con propiedades diuréticas, como piña, pera, níspero, melón, sandía, melocotón, manzana, naranja y fresa.

- Incorpora verduras diuréticas en tu dieta, como cebolla, apio, espárragos, alcachofa y calabacín.

- Controla la ingesta de sodio, ya que favorece la retención de líquidos. Evita la sal de mesa y alimentos ricos en sodio como conservas, quesos, embutidos, aceitunas, encurtidos, bacalao salado, sopas de sobre y caldos concentrados.

- Aumenta el consumo de potasio, mineral que ayuda a equilibrar los niveles de sodio y favorece la eliminación de líquidos. Está presente en verduras, hortalizas, frutas, legumbres, cereales integrales, patatas, frutas desecadas y frutos secos. Alimentos como fresa, piña, papaya, apio, espárragos y alcachofa destacan por su efecto diurético.

- Mantén una buena hidratación para facilitar la función renal y la eliminación de residuos metabólicos. Prioriza el agua sobre otras bebidas y ajusta la cantidad según tus necesidades personales.

Otros consejos prácticos:

- Descansa con los pies ligeramente elevados. Colocar un cojín debajo del colchón a la altura de los pies mejora el retorno venoso y activa la circulación.
- Durante la ducha, realiza movimientos circulares con agua fría desde los pies hasta la cintura para estimular la circulación.
- Evita el sedentarismo, ya que la falta de movimiento afecta la microcirculación venosa y linfática, favoreciendo la retención de líquidos.

Dieta y sofocos

No todas las mujeres experimentan sofocos, pero para algunas pueden ser muy intensos, manifestándose con sudoración abundante en la cara y el cuello o una sensación interna de calor que resulta incómoda. Como señala la Dra. Marta Canals, «los sofocos tienden a empeorar con el calor, el estrés, el alcohol, el café, los alimentos picantes y el sobrepeso. Sin embargo, es posible mejorar con una dieta saludable, ejercicio regular y una buena gestión del estrés y el sueño». Uno de los estudios más relevantes sobre el impacto de la alimentación en los sofocos es el estudio WAVS (Women's Study for the Alleviation of Vasomotor

Symptoms), publicado en la revista *Menopause*[23]. Este estudio demostró que una dieta basada en vegetales, baja en grasas y con consumo de soja puede reducir los sofocos moderados a severos hasta en un 88 %, sin necesidad de recurrir a medicamentos hormonales.

Por tanto:

- **Fitoestrógenos:** alimentos como la soja, el tofu, el tempeh y las semillas de lino contienen compuestos que pueden imitar el estrógeno en el cuerpo y aliviar algunos síntomas.

- **Hidratación adecuada:** mantenerse bien hidratada puede ayudar a mitigar los sofocos y otros malestares.

- **Evitar alimentos que puedan empeorar los síntomas** como la cafeína, el alcohol y los alimentos picantes.

Estos son algunos alimentos que podrían ayudar a aliviar los sofocos:

1. **Soja y productos derivados (tofu, tempeh, leche de soja enriquecida)**: ricos en isoflavonas (fitoestrógenos) que pueden reducir la frecuencia e intensidad de los sofocos.

2. **Semillas de lino**: fuente natural de lignanos, fitoestrógenos que pueden ayudar a modular los síntomas vasomotores.

3. **Legumbres (guisantes, garbanzos, lentejas)**: contienen compuestos con efecto estrogénico leve, que pueden contribuir a reducir los sofocos.

---

23. Barnard, N. D., Kahleova, H., Holtz, D. N., Znayenko-Miller, T., Sutton, M., Holubkov, R., Zhao, X., Galandi, S., Setchell K. D. R. (2022). *A dietary intervention for vasomotor symptoms of menopause: a randomized, controlled trial.* Menopause.

4. **Kuzu (raíz de Pueraria lobata):** usada tradicionalmente para aliviar sofocos, aporta fitoestrógenos, aunque la evidencia aún es limitada.

5. **Alimentos hidratantes y ricos en minerales (agua, sopas, caldos con verduras)**: mantener una buena hidratación es clave para regular la temperatura corporal y ayudar a controlar los sofocos.

SÍ Y NO

En este punto, es importante no solo centrarnos en los alimentos que nos benefician y que debemos incluir en nuestra dieta, sino también en aquellos que conviene reducir o eliminar. Algunos alimentos pueden afectar negativamente nuestra salud de manera directa, y al retirarlos, abrimos espacio para incorporar opciones que nos favorezcan durante esta etapa y en el futuro.

No a...

Aunque no existen alimentos estrictamente prohibidos durante la menopausia, sí hay ciertos productos que pueden empeorar síntomas como los sofocos, la irritabilidad o la inflamación. Los cambios hormonales propios de esta etapa afectan la salud y el bienestar de las mujeres, por lo que es fundamental ajustar la dieta y evitar alimentos o hábitos que puedan agravar los síntomas o incrementar el riesgo de enfermedades.

Existe un consenso claro: los síntomas adversos relacionados con la menopausia se intensifican con una alimentación rica en alimentos muy procesados, grasas saturadas, cereales refinados, carnes grasas, dulces y bebidas azucaradas.

A continuación, algunos alimentos y hábitos que es recomendable reducir o eliminar en esta etapa:

1. **Azúcares refinados:** pasteles, dulces y refrescos aumentan los niveles de insulina, favoreciendo el aumento de peso y empeorando sofocos y cambios de ánimo.

2. **Grasas saturadas y trans:** presentes en carnes rojas, lácteos enteros y productos ultraprocesados como comida rápida y galletas, elevan el riesgo cardiovascular, una preocupación clave en la menopausia.

3. **Alcohol en exceso:** puede desencadenar sofocos y sudores nocturnos, y está asociado a un mayor riesgo de osteoporosis y problemas hepáticos. El alcohol es un tóxico sin una dosis segura, y como señala el Ministerio de Sanidad en su documento sobre Límites de Consumo de Bajo Riesgo, no hay evidencia clara de que el vino o la cerveza protejan la salud cardiometabólica. Además, el consumo de alcohol altera el metabolismo óseo, incrementa el riesgo de fracturas y agrava síntomas vasomotores como vértigos, insomnio y cefaleas, sumando riesgo cardiovascular en un periodo vulnerable.

4. **Cafeína (café y otras bebidas):** puede empeorar sofocos, alterar el sueño y aumentar la ansiedad. Un estudio de la Mayo Clinic[24] indica que reducir la cafeína puede ayudar a las mujeres postmenopáusicas con alteraciones del sueño y sofocos, aunque en la premenopausia su consumo se asocia a menores problemas de ánimo y memoria. Por ello, el consejo debe individualizarse según cada caso.

5. **Sodio:** durante la menopausia, la tensión arterial puede verse afectada. Como generalmente consumimos más sodio del necesario, reducirlo es clave para prevenir enfermedades cardiovasculares. La sal de mesa es la principal fuente, pero también los alimentos procesados aportan mucho sodio, que además aumenta la excreción urinaria de calcio, afectando la salud ósea. Se recomienda cocinar sin sal y usar especias suaves para condimentar.

---

24. Streed, J. (2014). *Estudio de Mayo Clinic plantea que ingesta de cafeína empeora los sofocos y sudores nocturnos de la menopausia.* Mayo Clinic.

6. **Alimentos procesados y fritos:** contienen grasas poco saludables y calorías vacías que favorecen la inflamación y el aumento de peso, dañando la salud general.

7. **Lácteos enteros:** aunque son fuente de calcio, contienen grasas saturadas; se aconseja elegir versiones bajas en grasa para proteger la salud cardiovascular.

8. **Alimentos muy picantes:** la capsaicina, presente en estos alimentos, activa los receptores de calor en la piel y puede elevar la temperatura corporal, desencadenando o intensificando sofocos, especialmente en mujeres sensibles a ellos durante la menopausia.

¿Qué pasa con los fitatos?

Los fitatos, o ácido fítico, son compuestos naturales que se encuentran en alimentos de origen vegetal como legumbres, cereales integrales, frutos secos y semillas. Aunque durante años se los consideró «antinutrientes» por su capacidad de reducir la absorción de minerales esenciales como calcio, hierro, zinc y magnesio, la evidencia actual indica que también pueden ofrecer beneficios, especialmente durante la menopausia.

En esta etapa, la disminución de los niveles de estrógeno aumenta el riesgo de pérdida de masa ósea, lo que puede derivar en osteopenia u osteoporosis. Aquí es donde los fitatos juegan un papel interesante: estudios recientes sugieren que, en cantidades moderadas, pueden proteger la salud ósea al reducir la desmineralización, posiblemente gracias a su acción antioxidante y a su capacidad para inhibir la resorción ósea.

Además, su consumo aporta otros beneficios importantes para esta etapa, como:

- Reducción del riesgo cardiovascular, por su efecto hipocolesterolémico.

- Acción antioxidante y antiinflamatoria, que favorece el bienestar general ante los cambios metabólicos y hormonales.

No obstante, es fundamental mantener un equilibrio nutricional. El consumo excesivo de productos integrales, con mucha fibra, puede reducir la absorción intestinal de minerales, incluido el calcio. Por eso, es recomendable consumir fitatos dentro de una dieta equilibrada, rica en frutas, verduras y proteínas de calidad, y aplicar técnicas culinarias como el remojo, la germinación o la fermentación, que disminuyen su efecto inhibidor sobre la absorción de minerales y potencian sus beneficios.

Sí a...

1. La dieta mediterránea

La dieta mediterránea es considerada la mejor opción, especialmente en la menopausia. Se basa en una alimentación equilibrada que incluye frutas, hortalizas, legumbres, pescado, lácteos y carne en proporciones adecuadas.

Dentro de estos grupos, algunos alimentos destacan por sus beneficios específicos:

- **Hortalizas:** son ricas en fibra vegetal, que refuerza la flora intestinal y previene el estreñimiento. Además, la fibra ayuda a controlar el índice glucémico, evitando picos de azúcar que pueden favorecer la acumulación de grasa, el sobrepeso, la diabetes y el colesterol alto, problemas comunes en esta etapa.

- **Hortalizas de color** como zanahorias, calabaza y brócoli aportan betacarotenos, precursores de la vitamina A, que contribuyen a mantener la salud ósea y prevenir la osteoporosis.

- **Verduras de hoja verde:** ricas en folatos y fitosteroles, que ayudan a controlar el colesterol LDL (colesterol «malo»).

- **Frutas:** especialmente las ricas en vitamina C, como cítricos y kiwi, que proporcionan energía inmediata sin alterar el índice glucémico y fortalecen el sistema inmunitario.

- **Legumbres:** aportan fibra, fitosteroles y minerales esenciales como zinc, hierro y selenio, nutrientes que suelen estar en déficit durante la menopausia.

- **Lácteos:** fuente importante de vitaminas A, D y B12, además de calcio, que ayuda a prevenir la osteoporosis.

- **Frutos secos:** son una fuente concentrada de energía, ácidos grasos omega-3 con propiedades antiinflamatorias, y oligoelementos esenciales.

- **Pescado:** proporciona proteínas magras y grasas saludables, especialmente omega-3, destacando los pescados azules.

- **Huevos:** aportan vitaminas, colesterol saludable, proteínas y energía.

- **Carnes blancas:** fuente de proteínas que contribuyen al desarrollo muscular, ayudando a aliviar la carga sobre huesos y articulaciones.

Esta dieta equilibrada no solo ayuda a manejar los síntomas de la menopausia, sino que también promueve la salud ósea, cardiovascular y metabólica en esta etapa clave de la vida.

2. La variedad y la mesura

Llevar una dieta equilibrada que incluya todos los grupos alimenticios —proteínas, carbohidratos, grasas saludables, fibra, vitaminas y minerales— es fundamental para mantener una buena salud durante la menopausia. Aquí tienes un ejemplo sencillo de menús para un día:

- **Desayuno:** los lácteos (yogur, leche) y cereales (pan, cereales de desayuno o biscotes) son buenas opciones, siempre sin azúcares añadidos. Si eliges pan o biscotes, puedes acompañarlos con embutido magro (pavo o jamón), queso fresco, atún o un poco de mermelada, además de una pieza de fruta fresca.

- **Tentempiés (media mañana y merienda):** es un buen momento para incluir fruta si no la has consumido en el desayuno, y algún yogur natural sin azúcar. Evita la bollería industrial, *snacks* procesados, refrescos y golosinas. Si necesitas algo más, puedes optar por frutos secos (unos 30 g), 1-2 biscotes o palitos.

- **Comida y cena:** estas comidas deben ser variadas y completas. Incluye siempre vegetales (crudos o cocidos), alimentos proteicos (carne, pescado o huevos) y farináceos (legumbres, pasta, arroz, quinoa o patata). La cantidad de farináceos puede variar según si es comida o cena. El postre puede ser un yogur natural o una fruta; si habitualmente consumes lácteos en otras ingestas, no es necesario incluir postre. Evita cocciones y salsas grasas; lo ideal son preparaciones al vapor, hervidos, a la plancha, al horno, en papillote o salteados con poco aceite.

3. La planificación

La planificación de las comidas y la preparación adecuada de estas puede facilitar la adopción de una dieta saludable. Es importante fomentar la regularidad en las comidas y evitar saltárselas. Para ello contamos con una herramienta muy práctica que nos puede ayudar mucho.

¿Conoces el método del plato?

El método del plato es una herramienta visual fácil y efectiva para crear menús equilibrados sin necesidad de contar calorías. Es especialmente útil durante la menopausia, cuando mantener una dieta equilibrada es fundamental.

Cómo se organiza el plato:

- **50 % verduras y hortalizas:** preferiblemente frescas o cocidas al vapor, asadas o a la parrilla. Incluye hojas verdes, brócoli, tomates, zanahorias, entre otras. Son ricas en fibra, vitaminas y minerales como calcio y magnesio, esenciales para la salud ósea en esta etapa.

- **25 % proteínas magras:** pollo sin piel, pescado, huevos, tofu, legumbres y frutos secos. También carnes magras y lácteos bajos en grasa. Las proteínas ayudan a mantener tejidos y músculos, y regulan el azúcar en sangre, importante para reducir riesgos cardiovasculares.

- **25 % carbohidratos complejos:** cereales integrales (arroz integral, quinoa, avena), pasta integral, patatas con piel, frutas y legumbres. Evita los refinados como pan blanco o pasteles. Estos carbohidratos aportan energía sostenida y favorecen la digestión.

- **Grasas saludables (en pequeñas cantidades):** aceite de oliva, aguacate, frutos secos, semillas y pescados grasos. Son clave para la salud del cerebro, corazón y absorción de vitaminas, además de reducir la inflamación.

Ventajas del método del plato:

- Fácil de recordar y aplicar sin cálculos.
- Control visual de porciones.
- Asegura equilibrio nutricional.
- Flexible para distintas dietas y gustos.
- Ideal para afrontar cambios propios de la menopausia.

Ejemplo de menú con este método:

- Mitad del plato: ensalada de espinacas, pepino y zanahoria con aceite de oliva y vinagre balsámico.
- Cuarta parte de proteínas: salmón a la parrilla.

- Cuarta parte de carbohidratos: quinoa cocida.
- Grasas saludables: aguacate en rodajas.

«Superalimentos» en la menopausia

Basado en evidencia científica actual, estos alimentos aportan nutrientes y compuestos que pueden ayudar a aliviar síntomas y mejorar la salud durante la menopausia:

- **Salmón y pescados grasos**: ricos en ácidos grasos omega-3 (EPA y DHA), que ayudan a reducir la inflamación, mejorar la salud cardiovascular y pueden aliviar sofocos y trastornos del estado de ánimo.

- **Soja y productos derivados (tofu, tempeh, leche de soja)**: contienen isoflavonas (fitoestrógenos) que pueden modular los niveles hormonales y ayudar a reducir sofocos y otros síntomas vasomotores. Su consumo regular es seguro y beneficioso en cantidades moderadas.

- **Semillas de lino**: ricas en lignanos (fitoestrógenos), fibra y ácidos grasos omega-3. Pueden contribuir a equilibrar hormonas, mejorar la salud cardiovascular y reducir la frecuencia e intensidad de los sofocos.

- **Frutos secos (almendras, nueces, avellanas)**: fuentes de grasas insaturadas, proteínas, magnesio y calcio, que favorecen la salud ósea y cardiovascular, además de mejorar el estado de ánimo y aportar energía.

- **Brócoli y vegetales crucíferos (coliflor, col rizada, coles de Bruselas)**: ricos en fibra, antioxidantes y compuestos bioactivos que favorecen el metabolismo hormonal, apoyan la desintoxicación hepática y contribuyen a la prevención de cánceres hormonales y al mantenimiento óseo.

- **Frutas cítricas (naranja, pomelo, limón):** elevado contenido en vitamina C, antioxidante que mejora la absorción de calcio, refuerza el sistema inmunológico y ayuda a mantener la piel saludable y reducir inflamación.

- **Aguacate:** fuente de grasas monoinsaturadas, antioxidantes y vitaminas (especialmente vitamina E), que ayudan a mantener la piel hidratada, mejorar la salud cardiovascular y reducir la inflamación.

- **Yogur y lácteos bajos en grasa:** ricos en calcio, vitamina D y probióticos. Esenciales para preservar la masa ósea y mejorar la salud digestiva e inmunológica durante esta etapa.

- **Frutos rojos (fresas, arándanos, moras):** altas en antioxidantes, especialmente polifenoles, que ayudan a combatir el estrés oxidativo y apoyar la salud cardiovascular y cerebral.

- **Té verde:** contiene polifenoles (catequinas) con efectos antioxidantes y antiinflamatorios. Puede ayudar a reducir sofocos, mejorar la salud metabólica y proteger contra enfermedades cardiovasculares.

- **Cúrcuma**: su compuesto activo, la curcumina, posee propiedades antiinflamatorias y antioxidantes. Puede aliviar dolores articulares y musculares, mejorar la salud cerebral y contribuir a controlar la inflamación crónica.

Todos estos alimentos son parte de una dieta equilibrada y no «curas milagrosas», ya que lo importante es la variedad y el contexto general de la alimentación y el estilo de vida (ejercicio, sueño, manejo del estrés). Es importante consultar siempre con un profesional en nutrición o salud para adaptar la dieta a las necesidades personales.

¿Suplementos en la menopausia?

Como incluso para quienes se alimentan bien es difícil alcanzar el 100 % de las dosis recomendadas de ciertas vitaminas y minerales aconsejables en esta etapa, puede ser necesario y conveniente el uso de suplementos. Aquí mencionamos algunos casos, pero, como siempre insisten los especialistas, es importante y conveniente ponerse siempre en manos de profesionales que pauten cuáles y en qué dosis en función de cada persona y su situación.

Huesos fuertes

Tras la menopausia y como consecuencia del déficit de estrógenos, el proceso de destrucción del hueso se acelera. Es el principal problema de salud en esta etapa.

- **El calcio:** es el principal constituyente del esqueleto y su ingesta recomendada es de 1200 mg/día. En muchos casos, si no conseguimos suficiente calcio a través de la alimentación es posible que necesitemos tomar un suplemento, comenta Carla Plana, pero lo ideal antes de suplementar es obtenerlo primero a través de los alimentos. Como no es fácil obtenerlo a través de la dieta, sobre todo si no se toman lácteos, los suplementos son la mejor opción, como el citrato de calcio, que proporciona mejor absorción que el carbonato de calcio. Si además está equilibrado con magnesio (mineral que también interviene en la formación ósea y contribuye a su flexibilidad), potasio (en forma de bicarbonato potásico mejora el balance de calcio y los parámetros de formación ósea en mujeres postmenopáusicas), y vitaminas del grupo B (B3, B5 y B6), mejor.

- **La vitamina D:** es fundamental para absorber el calcio de la dieta. Muchas mujeres tienen deficiencias en vitamina D, pues hay mayor tendencia a evitar la exposición al sol y, además, no ingerimos suficiente vitamina en la dieta. Las ingestas recomendadas actuales son de 5 µg/día en las mujeres adultas hasta los 50 años y de 10 µg/día después de los 50 años, por lo que en muchas ocasiones será necesario recurrir al uso de suplementos.

- **Vitaminas K y C:** la suplementación con vitamina K incrementa la densidad ósea y reduce el riesgo de fracturas en mujeres postmenopáusicas. Y la vitamina C es necesaria para las uniones de colágeno que mantienen la estructura del hueso.

Hormonas bajo control

La caída del nivel de estrógenos es la que marca esta etapa y provoca muchos de los trastornos de salud.

- **Soja:** destaca su contenido en isoflavonas, sustancias que, sin ser hormonas, actúan como los estrógenos femeninos supliendo su carencia. De hecho, el enorme interés que actualmente existe en torno a ella se debe a que su consumo habitual, tanto en la legumbre como en cápsulas o comprimidos, no solo es beneficioso en el alivio de la sintomatología climatérica, sino que también se asocia con una disminución del riesgo de cáncer de mama y endometrio.

- **Onagra:** buena fuente de estos ácidos grasos (especialmente en ácido gamma linolénico), gracias a los cuales aumenta el nivel de las prostaglandinas. Esto la convierte en una aliada para aliviar los síntomas provocados por los cambios hormonales en la menopausia, en concreto la continua pérdida de estrógenos. La forma más usual de tomar aceite de onagra es en perlas de gelatina, que contienen dosis estandarizadas del aceite.

Salud cardio-circulatoria

Los estrógenos ejercen un importante papel preventivo frente a las enfermedades cardiovasculares, por lo que hasta que llega la menopausia, las mujeres están protegidas por sus hormonas y presentan un riesgo cardiovascular mucho menor que el de los hombres. Sin embargo, tras la caída de estrógenos que se da en esta época, se produce un aumento del nivel de colesterol, que conlleva la aparición de arteriosclerosis, y de la tensión arterial.

- **Ácidos grasos omega-3:** un aporte suficiente de ácidos grasos omega-3 está demostrado que provoca un ensanchamiento de los vasos sanguíneos, mejora la fluidez sanguínea y evita la formación de coágulos.

- **Vitamina E y fitosteroles:** esta vitamina puede ayudar a reducir los sofocos y la sudoración por la noche. También puede mejorar la salud cardiovascular que es una consideración importante para las mujeres menopáusicas debido a que tienen un mayor riesgo de padecer enfermedades del corazón.

- **Perlas de ajo:** el ajo es vasodilatador y fluidifica la sangre (anticoagulante) por lo que favorece la circulación sanguínea y evita la formación de trombos. Asimismo, disminuye la presión arterial y los niveles altos de colesterol. Por si esto fuera poco, es un potente antioxidante.

- **Flavonoides:** regulan la permeabilidad capilar, y relajan el músculo liso de las paredes del sistema cardiovascular favoreciendo la normalización de la tensión arterial. Tiene efectos antioxidantes y capacidad para actuar contra las histaminas y otros mediadores de la inflamación como las prostaglandinas.

Ánimo y descanso

Nerviosismo, ansiedad, melancolía, insomnio... se pueden acentuar debido al cambio hormonal, pero también al estrés que provoca el paso del tiempo en la mujer a esta edad.

- **El azafrán:** remedio eficaz para tratar dolencias estomacales —es antiespasmódico, aumenta el apetito y mejora la digestión—, también reduce las inflamaciones, los cólicos renales y el dolor menstrual, potencia la memoria y regula la presión sanguínea. Asimismo, estudios clínicos han demostrado que mejora el estado de ánimo y reduce la ansiedad.

- **La ashwagandha:** esta tiene numerosas aplicaciones y puede encontrarse en forma de polvo seco, raíz para su decocción o extracto seco. Ejerce un efecto relajante sobre el sistema nervioso, así como el muscular.

- **La L-teanina:** se ha comprobado que este aminoácido procedente del té aumenta la producción de gaba y de dopamina en el cerebro. El gaba tiene una acción sedante y tranquilizante, y está relacionado con el control de la ansiedad. El incremento de dopamina ayuda a mejorar el humor. También su acción sobre la serotonina puede incidir en una reducción importante de la presión sanguínea.

- **Magnesio:** es un suplemento que a veces se añade para mejorar el descanso.

Salud intestinal y digestiva

Los problemas digestivos son una queja frecuente de muchas mujeres que están atravesando la menopausia: estreñimiento, gases, malas digestiones...

- **Glucomanano:** es la fibra soluble que se extrae de la raíz del *Amorphophallus Konjac.* Además de reducir el apetito, regula el tránsito intestinal y es hipolipemiante (disminuye las grasas en sangre). Para que funcione es fundamental beber mucha agua pues así la fibra se hincha. Se suele comercializar en forma de polvo o cápsulas.

- **Salvado de avena y de trigo:** fibras insolubles que tienen la capacidad de retener agua y, por tanto, producir saciedad y aumentar la velocidad del tránsito intestinal. Además, la fibra dietética tiene beneficios en la prevención de enfermedades cardiovasculares.

- **Enzimas digestivas:** la bromelaína de la piña, la papaína de la papaya y la actinidina del kiwi pueden ayudar a aliviar las malas digestiones de las menopáusicas iniciales.

Fitoestrógenos y menopausia

Los fitoestrógenos son las sustancias o metabolitos que se producen de forma natural en las plantas y que, cuando se consume, producen efectos saludables en el organismo, desempeñando un papel importante en el sistema reproductivo femenino. Podemos encontrar diferentes tipos de fitoestrógenos según su estructura química: isoflavonas, lignanos y cumestranos.

Los fitoestrógenos y los estrógenos (una de las principales hormonas femeninas) presentan una estructura química muy parecida, es por ello que los fitoestrógenos parecen ser capaces de unirse a los receptores de estrógenos y realizar funciones similares a estos, provocando efectos beneficiosos para la salud, sobre todo cuando se producen en menor cantidad o dejan de producirse, como en la etapa de la menopausia.

Por este motivo, la falta de estrógenos puede afectar directamente a todas las funciones en las que participa, en las fases de la vida de una mujer en que la hormona desciende (perimenopausia y menopausia), haciendo posible un aumento del colesterol y de la tensión arterial, una pérdida progresiva de masa ósea con mayor riesgo de fracturas, etc.

Los fitoestrógenos más estudiados son las isoflavonas, y los estudios parecen demostrar que su consumo ayuda a:

- **Mejorar los síntomas de la menopausia:** la eficacia de las isoflavonas en la reducción de los sofocos y en la mejoría en general de la calidad de vida de la mujer previos, durante y posterior a la menopausia.

- **Enfermedad cardiovascular:** parece mejorar el perfil lipídico gracias al efecto antioxidante de las isoflavonas, tanto el colesterol total como el colesterol-LDL.

- **Cáncer:** gracias a su efecto antioxidante parece prevenir el cáncer de mama y de próstata.

- **Osteoporosis:** parece que el consumo habitual de isoflavonas tiene acción protectora frente a la descalcificación ósea.

¿Dónde podemos encontrar los fitoestrógenos?

- Los lignanos podemos encontrarlos en las semillas de lino, cereales integrales y legumbres.
- Los cumestranos se hallan en la alfalfa, las lentejas y los frijoles.
- Las isoflavonas están en la soja y sus productos derivados como el tofu o la bebida de soja, la uva, las espinacas, el té verde y el té negro.

¿Son fiables los suplementos?

Es importante seguir investigando al respecto por diferentes motivos: los estudios realizados hasta ahora presentan limitaciones en el diseño y ejecución, los suplementos son muy variables, lo que hace difícil comparar unos estudios con otros; además los estudios se basan en cortos periodos de tiempo. Según la última revisión de la Biblioteca Cochrane Plus, *Fitoestrógenos para los síntomas vasomotores menopáusicos*, «no existen pruebas de la efectividad en el alivio de los síntomas menopáusicos con el uso de los tratamientos con fitoestrógenos». A pesar de ello, se sigue recomendando desde la mayoría de las consultas de ginecología.

¿Cómo podemos aumentar el consumo de fitoestrógenos de manera natural?

Incluir alimentos ricos en isoflavonas, lignanos y cumestranos en la alimentación habitual como, por ejemplo:

- Tomar habitualmente infusiones de té verde y/o té negro.
- Tomar un vaso de bebida vegetal de soja al día.
- Incluir tofu y soja texturizada en la alimentación habitual.
- Consumir al menos tres veces a la semana legumbres.
- Incluir semillas de lino (previamente machacadas en un mortero) en yogures o *porridge*.
- Tomar cereales de grano entero (integrales).

Debido a la falta de consenso entre los diferentes estudios, no podemos afirmar que los fitoestrógenos sean «la panacea» para los síntomas derivados de la menopausia, pero sabemos que consumir legumbres (entre ellas, la soja) y otros alimentos de origen vegetal como las semillas de lino o los cereales integrales de manera habitual, contribuyen a llevar un estilo de vida sano. Los estudios sí muestran que alejarse del sedentarismo, no fumar y no tomar alcohol, mejora la calidad de vida durante la menopausia.

PASEMOS A LA PRÁCTICA

Cesta de la compra

Esta es una cesta de la compra enfocada en las necesidades nutricionales para la menopausia, con alimentos que ayudan a manejar los cambios hormonales, mantener la salud ósea, mejorar la salud cardiovascular y apoyar el bienestar general. Se centra en ingredientes naturales, ricos en nutrientes y beneficiosos para las mujeres durante esta etapa. A la hora de ir a comprar es fundamental priorizar los alimentos de temporada, ya que nos garantizan un mayor aporte de nutrientes, al estar en su momento óptimo de maduración, mejor sabor y textura, ya que no han sido recolectados antes de tiempo ni han pasado mucho tiempo almacenados o transportados. Además, son una opción más sostenible y ecológica, son más económicos y con su consumo se favorece la economía local.

Frutas y verduras

Las frutas y verduras son fundamentales en la menopausia, ya que aportan fibra, antioxidantes, vitaminas y minerales esenciales. Además, algunas verduras tienen fitoestrógenos, que pueden ayudar a equilibrar los niveles hormonales.

- Verduras de hojas verdes: espinacas, acelgas, kale, rúcula, brócoli.
- Verduras crucíferas: brócoli, coliflor, coles de Bruselas.
- Verduras ricas en fibra: zanahorias, pepinos, calabacines, berenjenas.
- Frutas ricas en fibra y antioxidantes: manzanas, peras, frutos rojos (fresas, arándanos, frambuesas).
- Frutas con vitamina C: naranjas, kiwis, fresas, mandarinas, pomelos.
- Frutas con alto contenido de potasio: plátanos, aguacates.

Proteínas

Las proteínas son esenciales para mantener la masa muscular, especialmente porque el metabolismo tiende a ralentizarse en la menopausia. Opta por fuentes magras y vegetales.

- Pescados ricos en omega-3: salmón, sardinas, atún, caballa.
- Carnes magras: pollo, pavo, ternera magra.
- Proteínas vegetales: tofu, tempeh, lentejas, garbanzos, alubias, edamame.
- Huevos: son una buena fuente de proteína y nutrientes esenciales como la vitamina D.

Lácteos y alternativas

El calcio es esencial para la salud ósea, por lo que incluir fuentes ricas de este mineral es clave. Si no consumes lácteos, opta por alternativas enriquecidas.

- Lácteos: leche, queso, yogur (preferentemente sin azúcar añadido).
- Queso cottage y yogur griego: son ricos en proteínas y calcio.
- Alternativas vegetales enriquecidas: leche de almendras, soja, avena, arroz, enriquecidas con calcio y vitamina D.

Cereales integrales

Los cereales integrales son ricos en fibra y ayudan a regular el azúcar en la sangre, lo que es importante para prevenir la diabetes tipo 2, que puede ser un riesgo durante la menopausia.

- Arroz integral.
- Quinoa.
- Avena (ideal para el desayuno, rica en fibra).
- Pasta integral.
- Pan integral (de trigo, centeno, espelta…).
- Cereales integrales de desayuno sin azúcar añadido.

Frutos secos y semillas

Son ricos en grasas saludables, fibra y antioxidantes. Los ácidos grasos omega-3 presentes en algunos de ellos son beneficiosos para el corazón.

- Almendras.
- Nueces.
- Semillas de chía.
- Semillas de lino.
- Semillas de calabaza.
- Pistachos.

Aceites saludables

Los aceites saludables son importantes para mantener la salud cardiovascular, especialmente aquellos ricos en ácidos grasos monoinsaturados y omega-3.

- Aceite de oliva extra virgen: ideal para ensaladas y para cocinar a fuego bajo.
- Aceite de aguacate.
- Aceite de linaza: rico en omega-3.

Legumbres

Las legumbres son una excelente fuente de proteínas vegetales y fibra. Ayudan a controlar el colesterol y tienen un bajo índice glucémico, lo que es bueno para mantener estables los niveles de azúcar en la sangre.

- Lentejas.
- Garbanzos.
- Frijoles (negros, rojos, pintos).
- Alubias blancas.

Especias y hierbas

Algunas especias no solo mejoran el sabor de los platos, sino que también tienen propiedades antiinflamatorias, antioxidantes y digestivas.

- Cúrcuma (con pimienta negra para mejorar su absorción).
- Jengibre.
- Canela.
- Pimienta negra.
- Ajo fresco (bueno para la salud cardiovascular).
- Albahaca, orégano, romero y tomillo.

Bebidas

Mantenerse hidratada es crucial, y algunas infusiones o bebidas tienen propiedades adicionales que pueden aliviar los síntomas de la menopausia.

- Agua: es fundamental mantenerse hidratada.
- Té verde: antioxidante, ayuda a controlar el peso y es antiinflamatorio.
- Té de hierbas: como el té de manzanilla o menta, puede ayudar a la digestión y relajación.
- Infusiones de soja o semillas de lino: contienen fitoestrógenos naturales.

Otros alimentos beneficiosos

- Tofu y tempeh: ricos en proteínas y fitoestrógeno, como el tofu, tempeh y leche de soja, pueden ayudar a equilibrar los niveles hormonales.
- Chocolate negro (80% cacao o más): tiene antioxidantes y puede ser beneficioso en moderación.

RECETAS SALUDABLES

Aquí tienes algunas recetas saludables adaptadas a los síntomas más comunes durante la menopausia. Estas recetas están diseñadas para apoyar la salud durante esta etapa, aliviando algunos de los síntomas típicos como los sofocos, problemas de salud cardiovascular, salud ósea, insomnio, etc.

1. Sofocos: smoothie de soja y frutos rojos

Ingredientes:

- 1 taza de leche de soja (rico en fitoestrógenos)
- 1/2 taza de arándanos (ricos en antioxidantes)
- 1/2 taza de fresas
- 1 plátano (rico en potasio)
- 1 cucharada de semillas de lino (rico en omega-3)
- 1 cucharadita de miel (opcional)
- Hielo al gusto

Preparación:

1. Coloca todos los ingredientes en una licuadora.
2. Mezcla hasta obtener una textura suave.
3. Sirve frío y disfruta.

Beneficios: la leche de soja contiene fitoestrógenos, que pueden ayudar a equilibrar los niveles de estrógeno en el cuerpo, reduciendo la intensidad de los sofocos. Los antioxidantes de los frutos rojos también ayudan a reducir la inflamación, y el plátano proporciona potasio, que es importante para la regulación del cuerpo.

2. Salud cardiovascular: ensalada de salmón con aguacate y semillas de chía

Ingredientes:

- 1 filete de salmón (rico en ácidos grasos omega-3)
- 1/2 aguacate (rico en grasas saludables)
- 2 tazas de espinacas frescas
- 1 cucharada de semillas de chía (ricas en fibra y omega-3)
- 1 tomate grande, cortado en rodajas
- 1 cucharada de aceite de oliva extra virgen
- 1 cucharada de jugo de limón
- Sal y pimienta al gusto

Preparación:

1. Cocina el salmón a la parrilla o al horno, sazonado con sal y pimienta al gusto, durante 10-15 minutos.
2. En un tazón grande, mezcla las espinacas, el aguacate en rodajas, el tomate, las semillas de chía y el aceite de oliva.
3. Coloca el salmón sobre la ensalada y adereza con jugo de limón.
4. Sirve inmediatamente.

Beneficios: el salmón es una excelente fuente de ácidos grasos omega-3, que ayudan a reducir la inflamación y el riesgo de enfermedades cardiovasculares. El aguacate aporta grasas saludables que favorecen la salud del corazón, y las semillas de chía son ricas en fibra y omega-3.

3. Salud ósea: tofu al curri con verduras

Ingredientes:

- 200 g de tofu firme (rico en calcio y proteínas vegetales)
- 1 zanahoria en rodajas
- 1/2 brócoli en floretes
- 1/2 taza de leche de almendras (enriquecida con calcio)
- 1 cucharada de pasta de curri rojo
- 1 cucharadita de cúrcuma (antiinflamatoria)
- 1 cucharada de aceite de coco
- Sal y pimienta al gusto

Preparación:

1. En una sartén grande, calienta el aceite de coco y agrega el tofu cortado en cubos. Cocina hasta que se dore por todos lados.
2. Añade la zanahoria y el brócoli, y cocina durante unos 5 minutos hasta que estén tiernos.
3. Agrega la pasta de curri, cúrcuma y la leche de almendras. Cocina a fuego medio durante 10 minutos hasta que la salsa espese.
4. Sazona con sal y pimienta al gusto.
5. Sirve caliente con arroz integral o quinoa.

Beneficios: el tofu es una excelente fuente de calcio y proteínas vegetales, esenciales para mantener la salud ósea. La cúrcuma tiene propiedades antiinflamatorias que pueden ayudar a reducir el riesgo de osteoporosis. La leche de almendras enriquecida con calcio también contribuye al fortalecimiento de los huesos.

4. Insomnio: infusión de manzanilla y miel

Ingredientes:

- 1 bolsita de manzanilla o flores de manzanilla secas
- 1 cucharadita de miel (opcional)
- 1 taza de agua caliente

Preparación:

1. Hervir el agua y añadir la bolsita de manzanilla o las flores de manzanilla secas.
2. Deja reposar la infusión durante 5-7 minutos.
3. Agrega miel si deseas un toque de dulzura y bebe antes de acostarte.

Beneficios: la manzanilla es conocida por sus propiedades relajantes, que pueden ayudar a reducir el estrés y la ansiedad, favoreciendo un sueño reparador. La miel también tiene un efecto calmante, promoviendo la relajación.

5. Salud digestiva: sopa de lentejas con espinacas

Ingredientes:

- 1 taza de lentejas secas
- 2 tazas de espinacas frescas
- 1 zanahoria en rodajas
- 1 cebolla picada
- 2 dientes de ajo picados
- 1 cucharada de aceite de oliva
- 1 cucharadita de comino
- 4 tazas de caldo de verduras bajo en sodio
- Sal y pimienta al gusto

Preparación:

1. En una olla grande, calienta el aceite de oliva y sofríe la cebolla y el ajo hasta que estén dorados.
2. Añade las lentejas, zanahoria y comino, y revuelve bien.
3. Agrega el caldo de verduras y cocina durante unos 25-30 minutos o hasta que las lentejas estén tiernas.
4. Añade las espinacas y cocina durante 5 minutos más hasta que se ablanden.
5. Sazona con sal y pimienta al gusto.
6. Sirve caliente.

Beneficios: las lentejas son una excelente fuente de fibra, lo que favorece una digestión saludable. Las espinacas, ricas en vitaminas y minerales, apoyan la salud intestinal. Esta sopa también es baja en calorías y rica en proteínas vegetales, ideal para una dieta equilibrada durante la menopausia.

6. Control del peso: batido de pepino y apio

Ingredientes:

- 1/2 pepino (rico en agua y fibra)
- 2 tallos de apio (rico en fibra)
- 1/2 manzana verde (rica en fibra y antioxidantes)
- Jugo de 1/2 limón
- 1 trozo pequeño de jengibre fresco
- 1 taza de agua o agua de coco

Preparación:

1. Coloca todos los ingredientes en una licuadora.
2. Mezcla hasta que obtengas una textura suave.
3. Sirve frío y disfruta.

Beneficios: el pepino y el apio son bajos en calorías y ricos en agua, lo que ayuda a la hidratación y al control del peso. El jengibre tiene propiedades antiinflamatorias y puede ayudar a acelerar el metabolismo.

Ejemplo de menú semanal

Carla Plana nos plantea una propuesta de menú semanal idónea para la menopausia. Es antiinflamatorio, rico en nutrientes clave y con ingredientes que la evidencia vincula con la reducción de sofocos, mejor sueño, control del peso y prevención de pérdida ósea.

- **Incluye alimentos ricos en fitoestrógenos**
  Soja (batido, tofu), semillas de lino, legumbres (lentejas, garbanzos): contienen compuestos que imitan la acción del estrógeno y ayudan a reducir sofocos y otros síntomas.

- **Excelente fuente de omega-3**
  Salmón, sardinas, nueces, semillas de lino: los ácidos grasos omega-3 pueden disminuir la inflamación y mejorar el estado de ánimo.

- **Favorece la salud ósea**
  Lácteos fermentados (yogur, kéfir), tofu, verduras de hoja verde y pescado azul: aportan calcio, vitamina D y proteínas, fundamentales para prevenir la osteoporosis.

- **Controla el peso y mejora la digestión**
  Rica en fibra, baja en azúcares simples y sin ultraprocesados: ayuda a controlar el peso, muy importante en la menopausia por la disminución del metabolismo.

- **Apoya el sueño y el equilibrio hormonal**
  Ausencia de café (o uso moderado) y cenas ligeras con vegetales y proteínas suaves (merluza, tofu, pavo): ideal si hay insomnio o sudores nocturnos.

- **Antioxidantes y antiinflamatorios**
  Frutos rojos, espinacas, kale, cúrcuma, ajo, cebolla, chía, lino: combaten el estrés oxidativo relacionado con el envejecimiento celular y los cambios hormonales.

	Desayuno	Media mañana	Comida	Merienda	Cena
Lunes	Tortilla de 2 huevos con aguacate y semillas de lino	Puñado de almendras	Ensalada de espinacas, salmón a la plancha y guisantes	Yogur griego con frutos rojos	Merluza al horno con puré de boniato y espárragos
Martes	Avena integral con leche de almendra, plátano y chía	1 huevo cocido	Lentejas estofadas con verduras de hoja verde	Manzana con canela	Pechuga de pollo al grill con especias y limón, y brócoli con zanahoria al vapor
Miércoles	Batido de soja, espinacas, mango y semillas de lino	Puñado de nueces	Quinoa con verduras salteadas y sardinas a la parrilla con ajo y perejil	Kéfir natural con semillas de chía	Tofu salteado con verduras (pimiento, calabacín, zanahoria)
Jueves	Yogur griego con avena, y frambuesas	Rodaja de queso fresco	Ensalada de kale, pollo a la plancha y patata hervida	Pera	Emperador a la plancha con judías verdes y zanahoria al vapor
Viernes	Pan integral con aguacate, tomate *cherry* y huevo poché	Ciruelas	Garbanzos guisados con espinacas y pimiento rojo	Frutos rojos (arándanos, fresas)	Revuelto de champiñones, espinacas y queso fresco
Sábado	*Porridge* de avena con manzana rallada y canela	Yogur natural con semillas de lino	Ensalada templada de espinacas, quinoa y salmón ahumado	Edamames cocidos	Pechuga de pavo al horno con puré de coliflor
Domingo	Tortilla de claras con espinacas y mozzarella	Kiwi	Lentejas con verduras y trozos de tofu	Rodaja de piña y puñado de nueces	Filete de merluza a la plancha con calabacín y brócoli asado

Ejercicio en la menopausia

Las mujeres que actualmente tenemos o rondamos los 50 hemos incorporado la actividad física a la vida diaria de forma más natural que generaciones anteriores. Somos más conscientes de la importancia de caminar, subir escaleras, mantenernos activas y evitar el sedentarismo. También hemos integrado el ejercicio físico planificado e incluso, en algunos casos, la práctica deportiva a nivel competitivo, como el pádel, el fútbol o correr maratones. Al menos, sí hemos adquirido mayor conciencia sobre los beneficios que el ejercicio tiene tanto a nivel físico como mental. Hoy contamos con información accesible que nos permite entender cómo y por qué nos beneficia especialmente en esta etapa de la vida. Y, lo que es aún más valioso, disponemos de profesionales especializados en el entrenamiento femenino, como Irene Quiles, entrenadora especializada en climaterio y menopausia. He tenido el placer de conversar con ella sobre aquello que mejor domina: cómo entrenar a mujeres de todas las edades —especialmente en la etapa previa y durante la menopausia—, adaptando el ejercicio a cada nivel, tanto de forma presencial en su centro de *fitness* como *online*, a través de su aplicación. Irene ha comprobado que este enfoque ha sido de gran ayuda para muchas mujeres que, por falta de tiempo o distancia, no pueden acudir a un centro, pero sí cuentan en casa con las herramientas necesarias para entrenar.

Y es que la actividad física es fundamental para la salud y el bienestar general, eso lo sabemos todas, pero se convierte en un pilar aún más crucial en determinadas etapas y situaciones vitales, y la menopausia es una de ellas. Hacer ejercicio planificado de manera regular no solo contribuye a una mejor salud cardiovascular, un mayor nivel de energía y un estado de ánimo equilibrado, sino que también juega un papel vital en la prevención de enfermedades crónicas, el control del peso y la mejora de la calidad del sueño. Para las mujeres que atraviesan o se encuentran en la menopausia, el ejercicio regular es aún más importante, ya que ayuda a mitigar los posibles efectos negativos de los cambios hormonales, como la pérdida de masa muscular, la disminución de la densidad ósea y el aumento del riesgo de enfermedades metabólicas. Se sabe que incorporar una rutina de ejercicio físico que dé prioridad al entrenamiento de fuerza y que también incluya ejercicio cardiovascular y de movilidad puede marcar una gran diferencia en la salud física y emocional, promoviendo un envejecimiento saludable y una mejor calidad de vida. Y no es cuestión de dedicarle horas y horas, «si tenemos una buena planificación, podemos hacer media hora de ejercicio al día en casa», explica Irene. «Es mejor menos pero regularmente, que entrenar un día seis horas y descansar el resto de la semana o únicamente caminar, porque el cuerpo no acaba de hacer adaptación nunca…».

Y es que el sedentarismo no solo pone en riesgo la salud de la mujer en la peri o la postmenopausia, sino que acrecienta los problemas derivados de estas etapas, que constituyen momentos de cambios, e incluso de riesgos para algunas mujeres. En este sentido, abunda la evidencia científica que relaciona la práctica habitual de actividad física con la mejora de numerosos indicadores de salud y de calidad de vida, con la prevención y con el tratamiento de dolencias diversas que se instauran precisamente en esta época. Podríamos afirmar que el ejercicio físico es algo más que un estilo de vida, constituyéndose por sí mismo como una forma de terapia. Su práctica se ha asociado con un incremento del bienestar y de la calidad de vida, que puede alcanzarse practicando una actividad aeróbica de baja intensidad como andar o bailar, por ejemplo. Seguro que lo has experimentado, sales agotada de la oficina y has quedado para caminar. Tu cuerpo y tu mente te empujan hacia el sofá de casa, pero te has comprometido con tus amigas y contigo misma, te calzas unas deportivas y a caminar. ¿Cómo llegas a casa después? Renovada, con una sonrisa, con otra energía… Sí, son las endorfinas, pero también un bienestar que recorre tu organismo y que quieres seguir sintiendo día sí y día también. Porque está bien escucharse, pero está mucho mejor atender a lo que sabes que tu cuerpo va a agradecerte, y convertirlo en un hábito.

Los 10 grandes beneficios de hacer ejercicio (entrenar)

A grandes rasgos, podemos decir que la actividad física tiene un carácter preventivo y ayuda a mejorar la calidad de vida. Además, aporta beneficios más concretos y específicos:

- **Corazón sano:** ayuda a reducir el riesgo de aparición de enfermedades cardiovasculares (hipertensión arterial, infarto...) o a disminuir los niveles sanguíneos de colesterol y triglicéridos.

- **Huesos fuertes:** actúa mejorando el metabolismo para el depósito de calcio, haciendo que los huesos estén más fuertes.

- **Musculatura en forma:** a nivel muscular, mejora la flexibilidad y la fuerza. Además, debido a ello se mejora también el equilibrio y disminuye así el riesgo de caídas.

- **Promueve el sueño:** debido a la producción de distintas sustancias se duerme mejor y es perfecto para quienes tienen dificultades a la hora del descanso.

- **Aliado en la diabetes:** los pacientes diabéticos regulan mejor sus niveles de glucosa.

- **Ayuda a prevenir el riesgo de cáncer:** existen muchos estudios científicos que asocian la práctica de actividad con la reducción del riesgo de aparición de algunos tumores como el de colon.

- **Promueve un estilo de vida saludable:** el ejercicio suele ser sustitutivo de hábitos tóxicos como alcohol, tabaco y drogas.

- **Previene el sobrepeso:** es evidente su claro y gran beneficio cuando se habla del peso. El sobrepeso y la obesidad son dos de las «plagas» de este siglo. Asociadas a estas patologías hay múltiples complicaciones, que podrían evitarse con la prescripción de la práctica de ejercicio. En este caso es tan importante la función preventiva como terapéutica.

- **Es un elemento socializador:** quizá se le dé poca importancia porque no es uno de los beneficios que se puedan objetivar a nivel orgánico. Pero, como elemento para mejorar la socialización, es uno de los más recomendados. Personas con síndrome depresivo, con baja autoestima o con dificultades para socializar, suelen mejorar su sintomatología al relacionarse con otros, y el ejercicio en grupo es una buena alternativa.

- **Antiestrés:** el estrés es de lo más habitual hoy en día. Buscar un rato para uno mismo y dedicarse ese tiempo ayudará a relajarse y enfrentarse de nuevo al día a día con energías renovadas. Además, el ejercicio genera endorfinas, también llamadas «hormonas de la felicidad», que producen un estado de bienestar evidente durante y al acabar la práctica deportiva.

Y cómo nos ayuda concretamente en la menopausia

En cuanto a la menopausia, la ciencia es rotunda: según la Asociación Española para el Estudio de la Menopausia, el ejercicio físico ayuda a reducir los riesgos vinculados a esta etapa, como los problemas cardiovasculares, el síndrome metabólico, la mortalidad por enfermedades del corazón y la obesidad.

El ejercicio también tiene un impacto positivo en la osteoporosis, ya que, de forma indirecta, reduce el riesgo de caídas al mejorar la coordinación neuromuscular, el control del equilibrio y los reflejos. Además, actúa directamente sobre la salud ósea, ya que la sobrecarga en los huesos durante el ejercicio contribuye a incrementar la densidad mineral ósea y mejora la resistencia a las fracturas. También favorece el bienestar emocional y mejora la calidad de vida, y aun en los sofocos puede tener un papel positivo, si bien no los alivia del todo. Pero incluso aunque el ejercicio no resuelva todos los problemas, las ventajas son tantas que no practicarlo (siempre dentro de nuestras posibilidades, preferencias y siempre que podamos con asesoramiento) no debería ser una opción.

El ejercicio físico durante la menopausia tiene múltiples beneficios, ya que contribuye a mejorar una serie de parámetros que son clave en esta etapa de la vida:

1. **Salud cardiovascular:** la actividad física mejora la circulación y la función cardiovascular, ayudando a reducir el riesgo de enfermedades del corazón, que es mayor en la menopausia debido a la disminución de los estrógenos. El ejercicio mejora la presión arterial, los niveles de colesterol y la salud en general del sistema cardiovascular.

2. **Control del peso:** durante la menopausia, las mujeres pueden experimentar un aumento de peso, especialmente en la zona abdominal, debido a cambios hormonales. El ejercicio regular ayuda a mantener un peso saludable, reduce la grasa abdominal y mejora la composición corporal.

3. **Salud ósea:** realizar ejercicio físico, especialmente el que involucra carga de peso, como caminar, correr o ejercicios de resistencia, mejora la densidad ósea. Esto es crucial durante la menopausia, ya que la caída de estrógenos puede aumentar el riesgo de osteoporosis.

4. **Mejora en el estado de ánimo y en la salud mental:** el ejercicio físico estimula la liberación de endorfinas, los neurotransmisores conocidos como «hormonas de la felicidad», lo que ayuda a reducir los síntomas de ansiedad, estrés y depresión, comunes durante la menopausia. El ejercicio regular tiene un impacto positivo en la memoria, la concentración y la salud cognitiva. Durante la menopausia, algunas mujeres experimentan «niebla mental» o dificultades para concentrarse, y el ejercicio puede ayudar a mitigar estos efectos.

5. **Control de sofocos:** la actividad física puede ayudar a reducir los sofocos, los sudores nocturnos y otros síntomas relacionados con la menopausia, al regular los niveles hormonales y mejorar el bienestar general.

6. **Mejora de la flexibilidad y fuerza muscular:** el ejercicio, en particular el que combina entrenamiento de fuerza y estiramientos (como el yoga, pilates o ejercicios de resistencia), mejora la flexibilidad y la fuerza muscular. Esto ayuda a reducir el riesgo de caídas y lesiones.

7. **Favorece el sueño:** la actividad física regular puede mejorar la calidad del sueño y reducir el insomnio, que es frecuente durante la menopausia debido a los cambios hormonales.

Como veremos, y tal como nos explicará Irene Quiles, es recomendable combinar el entrenamiento de fuerza, el trabajo cardiovascular y los ejercicios de movilidad para obtener los máximos beneficios. Pero, en este caso, el orden sí importa. «Si no hemos hecho mucho ejercicio previamente, es fundamental comenzar con un trabajo de movilidad que prepare las articulaciones para el movimiento», nos comenta Irene. «Muchas mujeres pasan gran parte del día sentadas —en el trabajo y también en casa—, lo que provoca rigidez en las estructuras del cuerpo. Si a esto le sumamos los cambios hormonales propios de la menopausia, esa rigidez puede acentuarse aún más».

Una vez que se ha trabajado la movilidad, se puede introducir el entrenamiento de fuerza, inicialmente sin carga externa. «Podemos comenzar con ejercicios como pilates, sentadillas, empujes o tracciones utilizando el propio peso corporal, siempre acompañando el movimiento con una respiración adecuada. Solo cuando dominamos bien la técnica de estos ejercicios, estamos preparadas para incorporar cargas externas», explica.

A partir de ahí, se aplica la sobrecarga progresiva, que no debe iniciarse sin antes haber adquirido una buena base técnica. Esto implica comenzar con gomas suaves o mancuernas ligeras, e ir incrementando poco a poco la exigencia: añadir más peso, hacer más repeticiones, aumentar la velocidad de ejecución, o incorporar un día adicional de trabajo para un grupo muscular específico. «Porque lo que necesitamos es revertir la pérdida de masa muscular», concluye Irene.

Hasta aquí todo parece claro, pero seguramente te estarás preguntando: ¿y el cardio? «Sí, también lo incorporamos a la rutina —nos aclara Irene—, pero siempre después del entrenamiento de fuerza, especialmente si los realizamos en la misma sesión. Esto se debe a que la fuerza requiere más energía inmediata, y conviene aprovechar las reservas de glucógeno para ese tipo de trabajo».

Otra opción es repartir los entrenamientos en días alternos: dedicar un día a la fuerza, otro al cardio y otro a la movilidad. Si se combinan en una misma jornada, la fuerza va primero. Eso sí, la planificación debe adaptarse a cada mujer, a su cuerpo, su agenda y su estilo de vida. Por eso, también es perfectamente válido entrenar un poco de fuerza cada día, y dejar el cardio o la movilidad para otras sesiones. Lo importante es encontrar un equilibrio realista y sostenible en el tiempo.

Qué pasa concretamente a nivel cardiovascular al hacer ejercicio

Durante la menopausia, el ejercicio físico tiene un impacto positivo en varios parámetros cardiovasculares específicos, concretamente la combinación de ejercicio aeróbico con ejercicio de fuerza.

Presión arterial:

El ejercicio regular ayuda a reducir la presión arterial alta (hipertensión), que es más común durante la menopausia debido a la disminución de los niveles de estrógenos. La actividad física mejora la función del sistema cardiovascular y contribuye a la vasodilatación (expansión de los vasos sanguíneos), lo que ayuda a reducir la presión arterial.

Colesterol:

El ejercicio tiene un efecto positivo sobre los niveles de colesterol en la sangre. Ayuda a aumentar el colesterol HDL (el «bueno»), que es protector para el corazón, y a reducir los niveles de colesterol LDL (el «malo») y los triglicéridos. Esto mejora el perfil lipídico general y reduce el riesgo de enfermedades cardíacas.

Frecuencia cardíaca:

El ejercicio aeróbico, como caminar, correr o nadar, mejora la eficiencia del corazón, lo que reduce la frecuencia cardíaca en reposo con el tiempo. Un corazón más eficiente es capaz de bombear más sangre con menos esfuerzo, lo que disminuye la carga sobre el sistema cardiovascular.

Flujo sanguíneo:

El ejercicio mejora la circulación sanguínea al incrementar el volumen de sangre bombeado por el corazón y al expandir los vasos sanguíneos. Esto favorece un mejor flujo sanguíneo a los órganos y tejidos, ayudando a reducir la carga cardiovascular y mejorando la oxigenación del cuerpo.

Función endotelial:

El ejercicio mejora la función del endotelio, que es la capa celular que recubre los vasos sanguíneos. Esto facilita la vasodilatación y la circulación adecuada de la sangre, reduciendo el riesgo de aterosclerosis (endurecimiento de las arterias) y mejorando la salud cardiovascular en general.

Riesgo de enfermedad arterial coronaria:

La actividad física regular puede reducir el riesgo de enfermedades cardíacas al mejorar factores de riesgo como la hipertensión, el colesterol elevado, la obesidad y la resistencia a la insulina. El ejercicio ayuda a reducir la inflamación y mejora la función de los vasos sanguíneos, lo que contribuye a disminuir el riesgo de enfermedad arterial coronaria, que aumenta durante la menopausia.

Resistencia a la insulina:

El ejercicio también mejora la sensibilidad a la insulina y ayuda a regular los niveles de glucosa en sangre. Esto es especialmente importante durante la menopausia, ya que la resistencia a la insulina puede aumentar debido a los cambios hormonales, lo que a su vez puede aumentar el riesgo de enfermedades cardíacas y diabetes tipo 2.

Índice de masa corporal (IMC):

El ejercicio regular ayuda a controlar el peso corporal, lo cual es un factor crucial en la salud cardiovascular. La reducción del exceso de grasa, especialmente en la zona abdominal, mejora la salud del corazón y reduce el riesgo de desarrollar enfermedades relacionadas con la obesidad, como hipertensión y diabetes tipo 2.

Y cómo me ayuda el ejercicio en el control del peso

Como comenta Irene, uno de los síntomas que más molestan a sus clientas en la menopausia es el aumento de grasa a nivel de la faja abdominal. «Su cuerpo ha cambiado de forma y no se reconocen, comiendo lo mismo y realizando el mismo tipo de actividad». Y es que el control del peso durante la menopausia puede ser un desafío debido a varios factores hormonales y metabólicos que afectan el cuerpo en esta etapa de la vida. Y el ejercicio físico es una herramienta clave para controlar y mantener un peso saludable.

Aumento del metabolismo

Durante la menopausia, la disminución de estrógenos puede ralentizar el metabolismo, lo que puede dificultar la quema de calorías. El ejercicio, especialmente el entrenamiento de resistencia (pesas o ejercicios de fuerza), ayuda a aumentar la masa muscular, lo que a su vez incrementa el metabolismo basal (la cantidad de calorías que el cuerpo quema en reposo). Además, actividades aeróbicas como caminar, correr o nadar también contribuyen a acelerar el metabolismo y quemar calorías, lo que favorece la pérdida o el mantenimiento de peso.

Reducción de la grasa abdominal

Uno de los cambios más notables durante la menopausia es el aumento de grasa abdominal, que se debe a las fluctuaciones hormonales. El ejercicio regular, especialmente el ejercicio aeróbico (como correr, nadar o andar en bicicleta), puede ayudar a reducir la grasa visceral (la que se acumula alrededor de los órganos internos), lo cual es crucial para la salud general, ya que la grasa abdominal está relacionada con un mayor riesgo de enfermedades metabólicas y cardiovasculares.

Combinar ejercicios aeróbicos con entrenamiento de fuerza (pesas, flexiones, sentadillas) también ayuda a reducir la grasa abdominal al mejorar la composición corporal, aumentando la masa muscular y reduciendo la grasa corporal total.

Control de la insulina y la glucosa

Durante la menopausia, la resistencia a la insulina tiende a aumentar, lo que puede llevar al aumento de peso, especialmente en la zona abdominal. El ejercicio regular mejora la sensibilidad a la insulina, ayudando a regular los niveles de glucosa en sangre y reduciendo el riesgo de desarrollar diabetes tipo 2.

Tanto el ejercicio aeróbico como el entrenamiento de resistencia son eficaces para controlar los niveles de insulina y glucosa, favoreciendo un mejor control del peso.

Reducción del estrés y manejo del cortisol

Los niveles elevados de estrés pueden contribuir al aumento de peso, especialmente por el efecto del cortisol, una hormona del estrés que puede promover el almacenamiento de grasa abdominal. El ejercicio es una excelente manera de reducir los niveles de cortisol, ya que la actividad física estimula la liberación de endorfinas, las «hormonas de la felicidad», que disminuyen la sensación de estrés.

Actividades como el yoga o el taichí, que son suaves pero efectivas, también son muy útiles durante la menopausia para reducir el estrés y controlar el peso.

Preservación y aumento de la masa muscular

Con la menopausia, las mujeres suelen experimentar una disminución en la masa muscular debido a la caída de los niveles hormonales. Esto reduce la capacidad del cuerpo para quemar calorías. El ejercicio de resistencia (pesas, bandas elásticas) es crucial para contrarrestar esta pérdida muscular, ya que ayuda a fortalecer los músculos y mantener la masa muscular magra.

Mantener la masa muscular no solo mejora la apariencia física, sino que también contribuye a un mayor gasto calórico diario, lo que facilita el control del peso.

Mejora en la calidad del sueño

La falta de descanso adecuado está vinculada a un aumento de la ingesta calórica y a una mayor preferencia por alimentos altos en calorías. El ejercicio regular mejora la calidad del sueño, lo que a su vez puede facilitar el control del peso. El ejercicio también puede ayudar a reducir la frecuencia y la intensidad de los sofocos y los sudores nocturnos, lo que contribuye a un mejor descanso.

Motivación y bienestar emocional

Impacto psicológico: el ejercicio físico no solo tiene beneficios físicos, sino que también mejora el bienestar emocional y la motivación para cuidar de la salud. Durante la menopausia, muchas mujeres pueden experimentar cambios en el estado de ánimo o incluso depresión. El ejercicio puede mejorar el estado de ánimo, aumentar los niveles de energía y, por lo tanto, motivar a las personas a seguir hábitos saludables, como una dieta equilibrada y actividad física regular, lo que facilita el control del peso.

Para el control de peso durante la menopausia —es decir, la recomposición corporal que implica perder grasa y ganar músculo—, el entrenamiento de fuerza tiene la máxima prioridad. Irene nos explica que puede incluir pesas, bandas elásticas o ejercicios con el propio peso corporal, como sentadillas o flexiones. Este tipo de entrenamiento es clave para mantener la masa muscular y mejorar el metabolismo. Además, debe combinarse con un déficit calórico moderado y un aumento en la ingesta de proteínas, lo que Irene denomina el «trío mágico», porque sin estos tres elementos no se logrará una pérdida de peso efectiva en esta etapa.

También es recomendable incluir algo de cardio, como sesiones de HIIT, para complementar el entrenamiento.

Por otro lado, dormir bien y manejar el estrés son fundamentales. Cuando los niveles de cortisol están altos, resulta mucho más difícil quemar grasa. Además, la falta de sueño altera las hormonas grelina y leptina, lo que genera más antojos y hambre emocional, provocando que piquemos entre horas. Dormir mal o pocas horas se asocia directamente con un aumento de grasa corporal, por lo que cuidar el descanso y el manejo del estrés son dos herramientas poderosas para favorecer la pérdida de peso.

El ejercicio regular es una herramienta poderosa para controlar el peso durante la menopausia. No solo ayuda a reducir la grasa corporal, sino que también mejora el metabolismo, la masa muscular, la salud cardiovascular y el bienestar emocional, lo que hace más fácil mantener un peso saludable en esta etapa de la vida. La clave es combinar ejercicios aeróbicos con entrenamiento de fuerza y asegurarse de mantenerse constante en la rutina.

Un aliado para la salud ósea y articular

La pérdida de estrógenos contribuye a la disminución de la densidad ósea y a un mayor riesgo de osteoporosis, así como a problemas articulares como la osteoartritis. De ahí que nosotras suframos más dolor de articulaciones que ellos. Si a ello se le suma el aumento de peso en algunos casos, tiene repercusión en rodillas y tobillos. Y, como apuntaba Irene al principio, es importante movilizar las articulaciones, como la cadera y las cadenas miofasciales (grupos de músculos y tejidos conectivos —fascia— interrelacionados que trabajan de manera conjunta para permitir el movimiento y mantener la postura del cuerpo), otro punto débil, que puede derivar en molestias lumbares y cuyo origen se relaciona con la poca movilidad que le damos a la zona. «Es habitual que solo las movamos para caminar y subir escaleras, y, por tanto, las caderas no salen de la zona de confort», explica. Algo similar pasa en la zona torácica: «Como no tiene movilidad, acabamos haciendo todo con los trapecios y hombros, dejando las escápulas rígidas, lo que provoca lesiones en tendones y desgaste de articulaciones».

No podemos olvidar que muchas mujeres llegan a los 40 o 45 años cargadas de responsabilidades, dedicándose a cuidar de los demás, pero descuidando su propio bienestar, dejando el ejercicio de lado. Irene también señala que muchas de sus clientas solían llevar una vida sedentaria o realizaban muy poca actividad física. La buena noticia es que nunca es tarde para empezar, y los beneficios positivos del ejercicio siempre llegan.

Afortunadamente, el ejercicio físico puede jugar un papel crucial en la preservación de la salud ósea y articular en este momento. El entrenamiento de fuerza y los ejercicios de impacto moderado (como caminar rápido o trotar) son cruciales para mantener la densidad ósea y reducir el riesgo de fracturas, tal y como recomienda la National Osteoporosis Foundation. Y es que se estima que anualmente se producen 9 millones de fracturas por fragilidad en todo el mundo, y, en las mujeres, el problema es especialmente relevante, ya que 3 de cada 4 fracturas por fragilidad afectan a las mujeres. Además de la resistencia ósea, este tipo de actividad física repercute en mejoras en el equilibrio o en la reducción en el riesgo de caída, que muy probablemente tengan un impacto razonable en la reducción del riesgo de fractura.

Por tanto, podemos hablar de muchos beneficios a nivel óseo:

- **Prevención de la osteoporosis**
  La osteoporosis es una enfermedad en la que los huesos se vuelven frágiles y propensos a fracturas. La disminución de los estrógenos en la menopausia acelera la pérdida ósea, aumentando el riesgo de fracturas. El ejercicio de resistencia, como levantar pesas o usar bandas de resistencia, estimula la formación ósea al generar microfracturas en los huesos, que luego se reparan y fortalecen, aumentando la densidad ósea.

  Las actividades que implican un impacto moderado, como caminar, correr, saltar o bailar, también son efectivas para mejorar la densidad ósea. Estas actividades estimulan la mineralización ósea y pueden ayudar a prevenir la pérdida ósea.

  El entrenamiento con pesas es especialmente útil para mantener y mejorar la densidad ósea, ya que la carga aplicada a los huesos al levantar peso estimula la formación de hueso nuevo. Esto es particularmente importante para las mujeres en la menopausia, ya que la pérdida de masa ósea es más rápida en esta etapa de la vida.

- **Aumento de la fuerza muscular y la estabilidad ósea**
  Fortalecimiento de músculos y ligamentos: los músculos no solo están conectados a los huesos, sino que también ayudan a protegerlos. Un músculo fuerte ayuda a reducir el estrés sobre los huesos y a mejorar la estabilidad articular. El ejercicio de fuerza, que incluye el uso de pesas o ejercicios de resistencia, no solo aumenta la masa muscular, sino que también fortalece los huesos y los tejidos conectivos, lo que reduce el riesgo de caídas y fracturas.

- **Mejora de la postura y el equilibrio**
  La pérdida de masa ósea, especialmente en la columna vertebral, puede contribuir a una postura encorvada. El ejercicio de fuerza y la actividad física ayudan a fortalecer los músculos posturales, como los del abdomen y la espalda, lo que favorece una postura correcta y reduce el riesgo de caídas.
  Actividades como el yoga, el taichí o el entrenamiento de equilibrio son útiles para mejorar la estabilidad, lo que reduce el riesgo de caídas que pueden causar fracturas en mujeres con osteoporosis.

- **Reducción de la inflamación**
  El ejercicio regular tiene efectos antiinflamatorios y mejora la circulación sanguínea, lo que ayuda a reducir la inflamación en las articulaciones. Esta es una ventaja para las mujeres en la menopausia que puedan estar experimentando dolor o rigidez articular debido a la pérdida de estrógenos.

Y beneficios a nivel articular:

- **Reducción del dolor articular**
  Las mujeres en la menopausia pueden experimentar dolor en las articulaciones debido a la disminución de estrógenos, lo que afecta la salud del cartílago. El ejercicio físico moderado, como caminar, nadar o hacer yoga, puede aumentar la lubricación articular, mejorando la movilidad y reduciendo el dolor. El ejercicio también ayuda a mantener un peso corporal saludable, lo que disminuye la presión sobre las articulaciones, especialmente sobre las rodillas, caderas y columna vertebral.

- **Combatir dolor articular**
  De efecto analgésico y antiinflamatorio, la actividad física se convierte, por tanto, en el mejor remedio para aliviar el dolor de articulaciones. Y es cierto que es imprescindible en este punto el trabajo de fuerza, pues solo si tenemos una musculatura fuerte, esta podrá sustentar mejor el cuerpo y no se cargarán los ligamentos y

articulaciones. Además, el músculo liberará sustancias que lubricará ambos, optimizando su estado y funcionamiento.

Irene Quiles recomienda combinar el trabajo de fuerza con ejercicios de movilidad articular, liberación miofascial y trabajo respiratorio. De esta manera, «los tejidos se oxigenan, y ganan movilidad, ya que los lubrica y los deja listos para empezar a entrenar». Aunque lo ideal es acudir a profesionales especializados que diseñen un plan de entrenamiento personalizado, existen algunos ejercicios sencillos que se pueden empezar a hacer en casa:

- **Movilizar las articulaciones en círculo**. Primero, de pie, con la espalda elongada y el abdomen activo (metiendo el ombligo hacia dentro), se realizan rotaciones (tres o cuatro) con cada brazo en ambos sentidos. Siempre de forma lenta y controlada. Después, a pata coja y apoyada en la pared, se dobla la rodilla contraria y se realizan esas mismas rotaciones con la cadera. Primero con una y luego con la otra. Por último, ya sentada, se dibujan círculos con el pie para movilizar el tobillo. Lo ideal es hacerlo a diario.

- **Sentadillas.** Aporta grandes beneficios a las articulaciones y lo ideal, en el caso de la menopausia, es hacerlas con resistencia. La llamada «sentadilla con remo» consiste en colocar un elástico (en una puerta o pared) a la altura de los hombros. La idea es agarrar la goma y, al subir de la flexión de piernas, traccionar la goma en horizontal flexionando los codos. También se pueden hacer con empuje vertical. En este caso, se sujetan las mancuernas sobre los hombros mientras se baja a la sentadilla y se elevan a la vez que sube el resto del cuerpo. En los dos ejercicios es fundamental mantener una buena técnica de sentadilla, con espalda recta, rodillas separadas, etc.

- **Planchas sobre una silla.** Consiste en realizar esta técnica, donde las escápulas se alinean con la pelvis, las caderas se mantienen rectas y el abdomen activado, apoyándose en una silla.

Por el contrario, las actividades de alto impacto suelen ser menos recomendables, especialmente para quienes no tienen experiencia, ya que aumentan el riesgo de lesión. Sin embargo, como señala Irene Quiles, «no hay que poner límites rígidos cuando hablamos de ejercicio. Si algo nos molesta, simplemente lo dejamos; pero si nos hace sentir bien, ¡adelante!». Lo importante es escuchar al cuerpo, avanzar poco a poco y asegurarse de que siempre predominan las buenas sensaciones, evitando cualquier actividad que cause molestias.

- **Mejora de la flexibilidad**
  El ejercicio regular mejora la flexibilidad y el rango de movimiento de las articulaciones. Actividades como el yoga, pilates o estiramientos suaves son beneficiosas para mantener la elasticidad de los músculos y las articulaciones. Esto es particularmente importante durante la menopausia, cuando las articulaciones pueden volverse más rígidas.

  Los ejercicios de movilidad articular, como los giros suaves de la columna y las rotaciones de los hombros, también ayudan a mantener la flexibilidad en las articulaciones y evitar la rigidez.

- **Prevención de la osteoartritis**
  La osteoartritis es una enfermedad degenerativa de las articulaciones que afecta a muchas mujeres durante y después de la menopausia. El ejercicio moderado puede reducir el riesgo de osteoartritis al mantener la movilidad de las articulaciones y fortalecer los músculos que las rodean, reduciendo el desgaste del cartílago y evitando la degeneración articular.

  Ejercicio de bajo impacto, como nadar o andar en bicicleta, es particularmente útil para las mujeres con osteoartritis, ya que minimiza el estrés en las articulaciones mientras promueve la movilidad.

- **Mejora del flujo sanguíneo**
  El ejercicio mejora la circulación sanguínea, lo que ayuda a nutrir las articulaciones y a eliminar los productos de desecho. Esto

puede ser beneficioso en la reducción del dolor y la rigidez articular, además de mejorar la función articular general.

El ejercicio físico es crucial para mantener la salud ósea y articular durante la menopausia. No solo ayuda a mejorar la densidad ósea y prevenir la osteoporosis, sino que también reduce el dolor articular, mejora la flexibilidad y el equilibrio, y fortalece las articulaciones. Las actividades de resistencia y bajo impacto, junto con los ejercicios de flexibilidad y equilibrio, son fundamentales para proteger los huesos y las articulaciones en esta etapa de la vida. Además, el ejercicio contribuye a una mejor calidad de vida, ayudando a las mujeres a mantenerse activas, fuertes y saludables a medida que envejecen.

Qué pasa con la pérdida de masa muscular

Durante la menopausia, muchas mujeres experimentan una pérdida de masa muscular, lo que se conoce como «sarcopenia». Esta pérdida de músculo se debe principalmente a la disminución de los niveles de estrógeno, lo que impacta negativamente en la síntesis de proteínas musculares y en la capacidad del cuerpo para mantener o ganar masa muscular. La pérdida de masa muscular puede llevar a una disminución en el metabolismo (un cuerpo con menos músculo quema menos calorías cada día) y aumentar el riesgo de caídas, entre otros efectos. Se estima que la prevalencia de la sarcopenia en mujeres postmenopáusicas varía entre el 10 % y el 40 %, dependiendo del método empleado para calcularla y de la población de referencia.

El entrenamiento de fuerza es fundamental para prevenir la pérdida muscular y ósea. La National Osteoporosis Foundation recomienda ejercicios con pesas, resistencia o el propio peso corporal, ya que ayudan a mantener la masa muscular y la densidad ósea. De hecho, investigaciones de la Federación Internacional Deportiva (FIMS) destacan que tanto el ejercicio con resistencia corporal como el realizado con cargas externas (mancuernas, bandas elásticas, pesas, etc.) son clave para aumentar la masa muscular y mejorar su función.

Bastan tres sesiones semanales de entre 20 y 90 minutos durante al menos seis semanas. Además, no hay que olvidar la importancia de una alimentación adecuada —especialmente con proteínas y vitamina D—, así como el descanso, aspectos que se abordan con más detalle en otros capítulos del libro.

Cómo ayuda el ejercicio en la pérdida de masa muscular en la menopausia

- **Entrenamiento de fuerza y resistencia**
  - El ejercicio de resistencia, como levantar pesas, usar bandas elásticas, o realizar ejercicios con el peso corporal (sentadillas, flexiones, etc.), es fundamental para preservar y aumentar la masa muscular durante la menopausia. Este tipo de ejercicio estimula la síntesis de proteínas musculares, lo que contrarresta la pérdida muscular asociada a la edad y a los cambios hormonales de la menopausia.
  - Al generar pequeñas microlesiones en las fibras musculares a través del ejercicio, el cuerpo las repara y reconstruye, aumentando la fuerza y el volumen muscular.

- **Incremento de la fuerza muscular**
  - A medida que se pierde masa muscular, también disminuye la fuerza. El entrenamiento de fuerza no solo ayuda a mantener la masa muscular, sino que también mejora la fuerza, lo cual es clave para realizar las actividades diarias con mayor facilidad y para prevenir caídas o lesiones.

- **Aumento del metabolismo basal**
  - La masa muscular juega un papel crucial en el metabolismo. «Cuanto más músculo tenga una persona, mayor será su tasa de metabolismo basal, lo que significa que su cuerpo quema más calorías en reposo», comenta Irene. Al preservar la masa muscular, el ejercicio también ayuda a mantener un metabolismo más activo, lo cual es crucial para el control del peso,

especialmente durante la menopausia, cuando muchas mujeres experimentan un aumento de peso.

- **Reducción de la grasa corporal**
  - El ejercicio de resistencia, al aumentar la masa muscular, también contribuye a reducir la grasa corporal. Aunque no es un ejercicio cardiovascular, el aumento de la masa muscular acelera la quema de calorías, lo que a su vez reduce la grasa corporal. Además, al optimizar la relación entre músculo y grasa, se logra una mejor composición corporal, lo que favorece la salud metabólica.

- **Mejora de la movilidad**
  - La pérdida de masa muscular puede afectar la movilidad, lo que a su vez puede aumentar el riesgo de lesiones y caídas. El ejercicio que involucra tanto fuerza como movilidad no solo ayuda a preservar el músculo, sino que también mejora la flexibilidad y el rango de movimiento. Esto es especialmente importante durante la menopausia, ya que la rigidez y la pérdida de flexibilidad pueden ser más notorias.

- **Prevención de la sarcopenia**
  - El ejercicio regular, en especial el de resistencia, es la estrategia más eficaz para prevenir la sarcopenia. Al mantener un programa de ejercicio que incluya entrenamiento de fuerza, se puede reducir significativamente la velocidad de pérdida muscular asociada con la menopausia.

Tipos de ejercicios recomendados para combatir la pérdida muscular durante la menopausia

1. Entrenamiento de fuerza:

- Levantamiento de pesas: utilizar pesas libres o máquinas de resistencia.

- Ejercicios con el peso corporal: sentadillas, flexiones, zancadas, abdominales, etc.
- Bandas de resistencia: usarlas para trabajar diferentes grupos musculares.

Estos ejercicios deben realizarse entre 2 y 3 veces por semana, con un enfoque en la progresión del peso o la dificultad para seguir desafiando los músculos.

2. Ejercicio cardiovascular:

- Aunque el ejercicio aeróbico (caminar, correr, nadar, bicicleta) no tiene un impacto directo sobre la masa muscular, es importante para mejorar la salud cardiovascular y contribuir al control de peso. Además, el ejercicio cardiovascular moderado puede aumentar la circulación sanguínea, lo que favorece la nutrición y la recuperación muscular.

3. Flexibilidad y movilidad:

- El yoga, pilates o estiramientos suaves son fundamentales para mantener el rango de movimiento y evitar la rigidez muscular, mejorando así la flexibilidad y previniendo lesiones. En los últimos años, se ha incrementado la investigación sobre los beneficios de nuevos tipos de ejercicio, como el pilates, que ha mostrado mejoras significativas en el equilibrio y el riesgo de caídas en personas mayores. Por otro lado, el taichí ha mostrado eficacia en la reducción de caídas, aunque los resultados específicos sobre el equilibrio han sido más variables.

4. Ejercicios funcionales:

- Actividades como el entrenamiento funcional, que imitan los movimientos diarios, son excelentes para mejorar la fuerza funcional y la coordinación. Estos ejercicios pueden incluir levantamientos de objetos, trabajo de core y ejercicios de equilibrio.

Cómo ayuda el ejercicio al sueño/descanso

Durante la menopausia, las alteraciones del sueño son muy comunes y pueden intensificarse o aparecer por primera vez. Problemas como el insomnio, los despertares nocturnos o la dificultad para lograr un sueño reparador suelen estar vinculados a cambios hormonales —especialmente la disminución de estrógeno y progesterona—, así como a variaciones en la temperatura corporal (como los sofocos), ansiedad, estrés y otros factores. El ejercicio físico se presenta como una herramienta clave para mejorar la calidad del sueño, ayudando a:

- **Reducir la ansiedad y el estrés**
  El ejercicio físico, especialmente las actividades aeróbicas como caminar, correr o nadar, es conocido por sus efectos relajantes. Durante el ejercicio, el cuerpo libera endorfinas, neurotransmisores que mejoran el estado de ánimo y reducen la ansiedad. La ansiedad es una de las principales causas de insomnio y puede intensificarse durante la menopausia debido a los cambios hormonales. Al reducir los niveles de estrés y ansiedad, el ejercicio contribuye a un sueño más profundo y reparador.

- **Regular el ciclo circadiano**
  El ejercicio regular, especialmente en la mañana o por la tarde temprano, puede ayudar a regular el ciclo circadiano del cuerpo. Este ciclo es el «reloj biológico» que regula los patrones de sueño y vigilia. La exposición a la luz natural durante el ejercicio, combinada con la actividad física, puede sincronizar el ritmo circadiano, mejorando la capacidad de conciliar el sueño por la noche y despertarse por la mañana.

- **Reducir los sofocos y sudores nocturnos**
  Estos síntomas comunes interrumpen el sueño. El ejercicio regular puede reducir la frecuencia e intensidad de los sofocos, ya que

ayuda a equilibrar las hormonas y mejora la circulación sanguínea. Aunque los estudios sugieren que el ejercicio no elimina por completo estos síntomas, puede contribuir a reducir su impacto, lo que lleva a un sueño de mejor calidad.

- **Mejorar la temperatura corporal**
  El ejercicio físico aumenta la temperatura corporal y, después de hacer ejercicio, el cuerpo experimenta un proceso de enfriamiento. Es una señal natural de que es hora de dormir, lo que facilita la transición al descanso nocturno.

- **Mejorar la calidad del sueño profundo**
  El ejercicio regular se ha relacionado con un aumento en la duración del sueño profundo (fase REM). El sueño profundo es esencial para la recuperación física y mental, y, durante la menopausia, muchas mujeres experimentan una disminución en la cantidad de sueño profundo. El ejercicio, especialmente el aeróbico y de resistencia, mejora la calidad del sueño, permitiendo que las mujeres tengan un descanso más restaurador y reparador.

- **Más serotonina**
  El ejercicio tiene un impacto positivo en el equilibrio hormonal. Por ejemplo, puede aumentar la producción de serotonina, un neurotransmisor que promueve una sensación de bienestar y regula el sueño. Además, el ejercicio puede ayudar a reducir los niveles de cortisol (la hormona del estrés), lo que contribuye a un mejor descanso nocturno.

Tipos de ejercicio recomendados para mejorar el sueño durante la menopausia

- **Ejercicio aeróbico**
  Actividades como caminar, correr, nadar o andar en bicicleta ayudan a mejorar la circulación sanguínea, a reducir el estrés y la ansiedad, y a regular el ciclo circadiano. Se recomienda realizar

entre 30 y 45 minutos de ejercicio aeróbico moderado al menos 3 a 5 veces por semana para obtener beneficios en el sueño.

- **Entrenamiento de fuerza**
  El entrenamiento de fuerza, como el levantamiento de pesas o el uso de bandas de resistencia, también puede ser beneficioso. Aunque este tipo de ejercicio no está tan directamente relacionado con el sueño como el ejercicio aeróbico, la reducción del estrés y la mejora general del bienestar físico que produce puede tener un impacto positivo en la calidad del sueño.

- **Yoga y taichí**
  El yoga y el taichí son prácticas que combinan movimientos suaves, estiramientos, respiración profunda y meditación. Estas actividades son muy efectivas para reducir el estrés, la ansiedad y mejorar la relajación mental. Algunas posturas de yoga pueden ser especialmente útiles para preparar al cuerpo para el sueño, promoviendo la calma y relajación. Además, estas disciplinas son excelentes para las mujeres que prefieren ejercicios de bajo impacto.

- **Ejercicios de respiración profunda y meditación**
  La respiración profunda y la meditación son prácticas que activan el sistema nervioso parasimpático, promoviendo una sensación de calma y reduciendo la ansiedad. Incorporar ejercicios de respiración controlada y meditación en la rutina diaria puede ser una herramienta efectiva para mejorar la calidad del sueño y reducir los despertares nocturnos.

- **Ejercicio de bajo impacto**
  Las actividades de bajo impacto, como caminar o nadar, son adecuadas para quienes no pueden realizar ejercicios de alta intensidad debido a dolor articular o problemas físicos. Estas actividades mejoran la circulación, reducen el estrés y, al ser de bajo impacto, no interfieren en el sueño.

¿Qué pasa con los sofocos?

Diversos estudios han arrojado conclusiones claras sobre el impacto del ejercicio en uno de los síntomas más característicos de la menopausia: los sofocos. En un estudio ampliamente reconocido (Daley *et al.*, 2016)[25], tras 16 semanas de ejercicio realizado tres veces por semana, las participantes mostraron una mayor capacidad para regular la temperatura corporal, y la aparición de sofocos se redujo en más del 60 % en todos los casos. Por otro lado, otro estudio (Elavsky *et al.*, 2019)[26] demostró que un programa de entrenamiento con pesas de 45 minutos, tres veces por semana, disminuía la frecuencia de los sofocos a la mitad a partir del cuarto mes de actividad física.

Aunque aún no se conoce con exactitud el mecanismo por el cual el ejercicio influye en la reducción de los sofocos, se considera que la liberación de endorfinas y la mejora del flujo sanguíneo podrían desempeñar un papel importante, entre otros posibles factores. En cualquier caso, para que el ejercicio sea efectivo en este sentido, debe mantenerse de forma constante y con una intensidad adecuada.

Entrenar con sofocos, ¿es posible?

Los sofocos son uno de los síntomas que algunas de las alumnas de Irene experimentan, pero, según ella, no les impiden seguir entrenando. Sin embargo, señala que hay otros síntomas que les resultan más difíciles de manejar, como la pérdida de masa muscular, las alteraciones del ánimo o el dolor articular.

Para evitar que los sofocos las desmotiven o las hagan abandonar el ejercicio, Irene les enseña a manejarlos adecuadamente. Esto incluye recomendaciones como «hacer una pausa, refrescarse el

---

25. Daley, A. J., Stokes-Lampard, H., MacArthur, C. (2016). *Exercise for vasomotor menopausal symptoms.* Cochrane Database of Systematic Reviews, (3), CD006108.

26. Elavsky, S., *et al.* (2019). *Effects of resistance training on menopausal symptoms and quality of life: A randomized controlled trial.* Maturitas, 120, 21-28.

rostro, hidratarse constantemente (llevar una botella de agua durante el entrenamiento e hidratarse antes de comenzar es fundamental), controlar la respiración e incluso, si es necesario, salir de la sala para caminar un poco». En periodos de sofocos intensos, aconseja evitar ejercicios muy vigorosos, buscar alternativas y adaptar la rutina para que sea más llevadera.

Además, recomienda entrenar temprano en la mañana, antes de que salga el sol, o a última hora del día, aunque prefiere la mañana, ya que es cuando se tiene más energía.

Ejercicio y salud mental

El ejercicio es bueno para nuestro cuerpo, pero también para nuestra mente. Aporta beneficios inmediatos y a largo plazo para el cerebro, nos previene de enfermedades neurodegenerativas como el alzhéimer y, además, nos proporciona felicidad. La North American Menopause Society (NAMS) sugiere el ejercicio como una forma efectiva de mejorar el bienestar general y aliviar síntomas menopáusicos, vinculándolo a un mejor estado de ánimo y a la disminución de los síntomas de ansiedad y depresión, que a menudo se presentan durante la menopausia debido a los cambios hormonales.

Pero ¿por qué nos sienta tan bien hacer deporte?

- **Aumenta la sensación de bienestar.** El deporte estimula la producción de endorfinas, dopamina, oxitocina y serotonina, las hormonas de la felicidad responsables del placer, la mejora de la autoestima y la confianza en uno mismo, de la sensación de alegría, y del buen manejo de la gestión emocional.

- **Reduce el estrés**. Durante y después de la práctica de actividad física, el cuerpo experimenta una reducción en el nivel de cortisol, la hormona del estrés.

- **Estimula la creación de nuevas neuronas**. Este proceso conocido como «neurogénesis» se da gracias al aumento de los niveles de neurotrofinas, unas proteínas que favorecen la supervivencia de las neuronas y que aumentan con la práctica de actividad física. Con los años, la neurogénesis disminuye gradualmente, pero el deporte ayuda a mantenerla activa.

- **Ralentiza el deterioro cognitivo y previene enfermedades neurodegenerativas.** Además, gracias al efecto cardiovascular que produce la práctica deportiva, disminuye el padecimiento de enfermedades propias de la edad, aumentando así la esperanza de vida.

- **Reduce la sensación de dolor**. Tras la práctica deportiva se liberan de manera inmediata endorfinas, que funcionan como un analgésico natural. Estas aparecen rápido, pero también desaparecen de nuestro organismo; no obstante, el cuerpo es capaz de recordarlas y nos empuja a hacer eso que nos hizo sentir bien.

- **Mejora las funciones cognitivas**. Especialmente la concentración, la memoria y el aprendizaje. El deporte estimula el hipocampo, esa parte del cerebro en la que se almacenan los recuerdos y cuyas funciones principales son la memoria y el aprendizaje. Por ello, practicar deporte ayuda en la retención de información, el aprendizaje de vocabulario nuevo, e incluso el estudio de un idioma nuevo.

- **Favorece la calidad del sueño y el descanso.** Realizar ejercicio de forma regular durante el día, conduce a una liberación más temprana de la melatonina por la noche, o lo que es lo mismo, las personas que practican deporte se duermen más rápido. Además, como la práctica deportiva mejora el estado de ánimo y reduce los síntomas de ansiedad y depresión, las personas que lo practican permanecen dormidos con menos despertares, y amanecen más descansados a la mañana siguiente.

- **Mejora las relaciones sociales y aumenta la autoestima**. Practicar deporte en compañía fortalece los vínculos y motiva a continuar.

Además, las actividades guiadas que se ofrecen en la mayoría de los centros deportivos ofrecen la oportunidad de conocer gente nueva con intereses parecidos respecto al cuidado de la salud. Pero practicar deporte de manera individual también tiene beneficios a nivel relacional. Un cuerpo más definido se traduce en una mejor autoimagen y por ende en un aumento de la autoestima. Cuando nos sentimos bien y confiamos en nosotros mismos, gestionamos mejor las relaciones.

¿Qué características debe de tener el deporte para que resulte saludable?

- Moderado, que te permita llevar una práctica constante durante largo tiempo.

- Vigoroso, que produzca sudoración y jadeo en la respiración.

- Habitual y frecuente, de manera que forme parte del estilo de vida.

- Diurno, siempre que se pueda (o al menos no a última hora del día) para evitar dificultades para iniciar o mantener el sueño.

- Orientado al proceso de práctica, más que a un resultado o alto rendimiento.

- Placentero, de manera que permita el disfrute de la práctica o que el esfuerzo resulte asumible. Ambos aspectos son muy personales y, a veces, conviene salirse del camino más convencional para dar con las preferencias: si el gimnasio o andar aburre, las clases dirigidas pueden ser una opción o incluso otras prácticas más exóticas como artes marciales, calistenia, tenis de mesa o yoga aéreo.

- Que respete tu cronotipo. Los cronotipos matutinos (prefieren acostarse pronto y levantarse temprano) tienen su máximo rendimiento hacia el mediodía. Los cronotipos vespertinos (prefieren acostarse más tarde y levantarse más tarde) tienen su máximo rendimiento durante la tarde. Aunque la gran mayoría de las personas presentan cronotipos intermedios, que son un tercer grupo y no pertenecen a los extremos, por lo que pueden mantener unas rutinas más flexibles y ajustadas a los horarios sociales.

- Ajustado a tus horas de sueño. Un entrenamiento más intenso o de más duración requiere más tiempo de sueño para que los tejidos puedan repararse adecuadamente y evitar lesiones. Por ello, un sobreentrenamiento sin un descanso posterior adecuado, puede inducir a problemas de salud.

- En grupo, mejor. La práctica con otras personas es un punto clave en el factor psicológico del deporte, pues fomenta la socialización.

- De fácil acceso, cerca de casa y con una equipación que guste, más allá de que sea cómoda.

- Aumenta gradualmente la intensidad para evitar lesiones.

- Siempre escucha a tu cuerpo y ajusta el ejercicio según tus necesidades y capacidades.

- Es recomendable consultar con un médico antes de comenzar un programa de ejercicios, especialmente si existen condiciones preexistentes o si no se ha hecho ejercicio regularmente, y ponerse en manos de un especialista en actividad física, si puede ser en mujeres y en la menopausia, mucho mejor.

PASEMOS A LA PRÁCTICA

¿Qué tipo de ejercicio es el más adecuado en la menopausia y por qué?

La European Menopause and Andropause Society (EMAS) sigue las recomendaciones de la OMS: al menos 150-300 minutos de ejercicio aeróbico moderado por semana, o entre 75 y 150 minutos de ejercicio aeróbico intenso, o una combinación de ambos. Además, es recomendable realizar al menos dos sesiones de entrenamiento de fuerza a la semana, con una intensidad moderada o alta, que incluya la mayoría de los grupos musculares.

Si tienes dudas o no sabes por dónde empezar, lo mejor es consultar a un profesional del ejercicio que te guíe. Sí, a veces cuesta empezar, pero los beneficios para tu salud te harán sentir mucho mejor.

En la actualidad, el ejercicio aeróbico y de fuerza siguen siendo las formas más estudiadas para mejorar la condición física en mujeres a partir de la menopausia. Sin embargo, han surgido con fuerza nuevos métodos de ejercicio, como el entrenamiento de intervalos de alta intensidad (HIIT), pilates, taichí y yoga, que también se están investigando con respecto a sus efectos en mujeres en la menopausia. Podemos agrupar los tipos de ejercicio beneficiosos en esta etapa así:

- Ejercicio aeróbico (caminar, nadar, hacer tenis, bailar, andar en bicicleta): debe involucrar grupos musculares grandes y mantenerse durante al menos 10 minutos. Se sugiere realizar un mínimo de 30 minutos de actividad aeróbica moderada, cinco días a la semana, o 20 minutos de actividad intensa tres días a la semana.

    - Caminar: es una opción de bajo impacto que se puede adaptar a cualquier nivel de condición física.
    - Nadar: ofrece beneficios cardiovasculares y es suave con las articulaciones.

- Bicicleta: ya sea estática o al aire libre, es excelente para el corazón y las piernas.
- Danza: además de ser divertido, mejora la circulación y el estado de ánimo.

- Aumento de masa muscular: se recomienda hacer alrededor de 10 series por semana para cada grupo muscular. Esto se puede distribuir en 3 entrenamientos de cuerpo completo, realizando 3 series por grupo muscular en cada sesión, lo que suma entre 9 y 10 series semanales. Las repeticiones deberían estar entre 8 y 12, ajustando el peso para que las últimas repeticiones, especialmente a partir de la séptima u octava, sean desafiantes. Aquí interviene la percepción subjetiva del esfuerzo, es decir, la sensación personal que una persona experimenta sobre la intensidad del esfuerzo físico que está realizando, que depende de factores físicos, emocionales y mentales, y que es útil para ajustar su intensidad.

- Las flexiones, sentadillas y planchas son ejercicios funcionales de peso corporal que son efectivos para trabajar múltiples grupos musculares, son fáciles de realizar en casa y requieren poco equipo. Las sentadillas y las planchas son excelentes ejercicios, también muy beneficiosos durante la menopausia:

  - Sentadillas: las sentadillas son uno de los ejercicios más completos que puedes hacer, ya que trabajan varios grupos musculares a la vez, incluyendo las piernas, glúteos, abdomen y, si las haces correctamente, también involucras la zona baja de la espalda. Ayudan a mantener y aumentar la masa muscular, que tiende a disminuir con la edad. Al ser un ejercicio de carga, las sentadillas estimulan la formación de hueso.
  - Planchas: las planchas son excelentes para trabajar el core, es decir, los músculos abdominales, los oblicuos y la parte baja de la espalda. También involucran los hombros, los glúteos y los músculos de las piernas. Aparte de ser un excelente ejercicio de

fuerza, las planchas mejoran la estabilidad, lo cual es crucial para mantener un buen equilibrio y prevenir caídas, especialmente en la menopausia. Si te interesan variantes más avanzadas, como planchas con elevación de pierna o de brazo, se intensifica el trabajo muscular y también puede incrementar el desafío cardiovascular.

Ambos ejercicios son muy completos y tienen beneficios tanto de fuerza como de equilibrio. Puedes incluirlos en cualquier rutina de entrenamiento de fuerza o hacerlos como parte de un circuito de ejercicios funcionales.

- Las flexiones (o *push-ups*) son principalmente un ejercicio de fuerza, pero también aportan beneficios en términos de estabilidad y movilidad. Se pueden incluir fácilmente en una rutina de entrenamiento de fuerza para la parte superior del cuerpo o en circuitos de entrenamiento funcional y cardiovascular. Si buscas un mayor desafío, puedes hacer flexiones con las rodillas levantadas, flexiones inclinadas o incluso flexiones pliométricas (con salto).

- Ejercicio de flexibilidad y equilibrio:

    - Yoga: reduce el estrés, mejora la flexibilidad y el equilibrio. Además, hay estudios que sugieren que ayuda a aliviar los sofocos y mejorar la calidad del sueño.
    - Pilates: es ideal para mejorar la postura, fortalecer el core y mantener la flexibilidad sin ejercer mucha presión sobre las articulaciones. También ha mostrado beneficios para las mujeres postmenopáusicas, especialmente en la mejora del equilibrio, la prevención de caídas, la flexibilidad, la amplitud de movimientos y la calidad de vida en general. Una revisión sistemática reciente concluyó que pilates contribuye a una mejor calidad de vida, mejorando tanto la función física como el estado de ánimo.

- Ejercicios de bajo impacto:
  - Taichí: mejora el equilibrio y reduce el riesgo de caídas, a la vez que disminuye el estrés.
  - Estiramientos: ayudan a mantener la flexibilidad y a reducir la rigidez muscular.

¿Y el HIIT?

El entrenamiento de intervalos de alta intensidad (HIIT) consiste en ráfagas cortas de esfuerzo intenso seguidas de breves periodos de descanso. Para quienes cuentan con una buena base física, el HIIT resulta eficaz para mejorar la salud cardiovascular y mantener un peso saludable, aunque debe realizarse con precaución y bajo supervisión profesional si no se está acostumbrado.

En mujeres postmenopáusicas, y según un metaanálisis de 2020, entre otros estudios, este tipo de ejercicio ha demostrado aumentar la masa muscular, mejorar la fuerza general, reducir el perímetro de la cintura y la presión arterial. También contribuye a mejorar el control postural, disminuir el riesgo de caídas, aumentar la sensibilidad a la insulina y reducir marcadores inflamatorios y el estrés oxidativo.

Además, los programas de HIIT suelen generar una experiencia satisfactoria y una alta adherencia en ellas, ofreciendo mejoras rápidas en la función cardiovascular en comparación con ejercicios continuos tradicionales. Sin embargo, en cuanto a la composición corporal y el peso, algunos estudios piloto no han encontrado diferencias significativas en comparación con ejercicios más suaves como caminar.

En resumen, el HIIT es una alternativa eficiente para mejorar la capacidad cardiovascular y la composición corporal, especialmente en mujeres durante la menopausia, sin requerir mucho tiempo de entrenamiento[27].

---

27. Dupuit, M., Maillard, F., Pereira, B., Marquezi, M. L., Lancha, A. H., Boisseau, N. (2020). *Effect of high intensity interval training on body composition in women before and after menopause: A meta-analysis.* Experimental Physiology, 105(9), 1470–1490.

Cómo empezar a entrenar desde cero en climaterio y menopausia

A continuación, un entrenamiento de Irene Quiles para empezar a entrenar:

- **Primera fase: movilidad articular y miofascial**

Es la base de un cuerpo funcional y el punto de inicio sin ninguna duda. Antes de empezar con ejercicios de fuerza o cardio, es fundamental preparar el cuerpo asegurando una buena movilidad articular y una fascia bien hidratada y móvil.

Se recomienda hacer rotaciones articulares, *stretching* miofascial, movilidad activa y ejercicios de control motor para mejorar el rango de movimiento.

- **Segunda fase: introducción a la fuerza, dominar la técnica sin carga externa**

Una vez que la movilidad está integrada y notamos que nuestras estructuras pueden moverse más y mejor, podemos empezar a introducir ejercicios de fuerza básicos y con el propio peso corporal realizados lentamente, con el foco en aprender la técnica correcta. Combinaremos estos ejercicios manteniendo alguna sesión de movilidad en nuestra rutina semanal.

- **Ejemplo de sesión:**

Objetivo: aprender la técnica correcta de los principales patrones motores, preparar los músculos y articulaciones para soportar cargas externas en el futuro y sentir esa progresión en cada sesión.

- **Calentamiento, activación y ejercicios de aproximación**
  - Rotación cervical (inclinaciones y giros suaves).
  - Círculos de hombros en los dos sentidos.
  - Rotaciones de columna en cuadrupedia.
  - Movilidad de cadera: trabajados de pie, cuadrupedia o tumbada de lado.
  - Flexión y extensión de rodillas y tobillos.

- Plancha abdominal con apoyo de rodillas (20-30 segundos).
- Sentadilla isométrica contra la pared (20-30 segundos).
- Elevación de rodillas de forma controlada (30 segundos).

- **Parte principal**
  - Sentadillas en silla (10-12 repeticiones).
  - Puente de glúteos (8-10 repeticiones).
  - Flexiones de brazos (*push up*) inclinadas apoyadas en mesa o pared (8-12 repeticiones).
  - Remo con toalla en posición de bisagra de cadera (8-10 repeticiones).
  - Cuadrupedia despegando rodillas del suelo con activación de core 2 segundos (10 repeticiones). Trabajaremos la dinámica en modo circuito haciendo 2 o 3 rondas (ajusta la sesión a tus capacidades).
  - Descanso: 30-45 segundos entre ejercicios y 1-2 minutos entre rondas.

- **Vuelta a la calma**
  - Respiración diafragmática soltando brazos (2-3 minutos).
  - Movilidad suave soltando cuádriceps, isquiotibiales, pectorales y espalda.
  - Movilidad suave de columna en cuadrupedia.

Cuando puedas hacer 3 rondas de este circuito correctamente, podrás añadir resistencia o carga externa y pasar al siguiente nivel.

- **Tercera fase: introducir la fuerza con carga externa**

Una vez que se domina la técnica de los ejercicios básicos, se incorporan cargas externas en aquellos ejercicios que son más fuertes para estimular el desarrollo muscular y óseo. Este cambio se realiza de manera personalizada y en aquellos ejercicios que vamos dominando.

Objetivo: aumentar la fuerza, resistencia y masa muscular de forma progresiva, respetando una buena técnica y adaptando la carga externa a cada ejercicio.

Es muy importante que se aplique el concepto de «sobrecarga progresiva». Se refiere a la necesidad de aumentar gradualmente la carga de trabajo que se impone al cuerpo para seguir obteniendo mejoras en la fuerza, resistencia y, en general, en el rendimiento físico. Esta se consigue con pequeños cambios en nuestra planificación semanal añadiendo más carga, repeticiones, series, frecuencia de entrenos, intensidad y dificultad de los ejercicios o alargando la duración de tus entrenos.

La sobrecarga progresiva es muy importante porque los músculos se ven obligados a adaptarse, aumentando la fuerza y la masa muscular. No te quedarás estancada en el rendimiento y podrás realizar sesiones distintas y que cada día sea una nueva aventura. Aumentar gradualmente la carga también ayuda a mejorar la resistencia cardiovascular.

- **Ejemplo de sesión:**
  - Calentamiento y activación similar al anterior.

- **Parte principal**
  - Sentadilla con mancuernas colocadas en el pecho, con brazos flexionados y codos cerca del tórax (10-12 repeticiones).
  - Peso muerto con mancuernas, puede ser sobre los dos pies o unilateral (8-10 repeticiones).
  - Flexiones en suelo con apoyo de rodillas (8-12 repeticiones).
  - Elevación lateral de hombros con mancuernas o elásticos (8-10 repeticiones).
  - Plancha abdominal isométrica (10 repeticiones).

    Trabajaremos en modo circuito y haremos 3 rondas.
  - Descanso: 30-45 segundos entre ejercicios y 1-2 minutos entre rondas.

    Recuerda ajustar repeticiones y tiempos según tu nivel y sensaciones.

- **Vuelta a la calma (similar a la anterior)**

Se pueden elegir ejercicios compensatorios, nos ayudarán a liberar las zonas de tensión.

- **Cuarta fase: combinar fuerza con ejercicio cardiovascular**

Una vez establecida una base de movilidad y fuerza, se introduce el trabajo cardiovascular y se planifica la rutina semanal (siempre con un/a profesional especializado en climaterio y menopausia), combinando intensidades para que la prioridad sea el entrenamiento de fuerza y lo completemos con cardio y movilidad.

Desde el principio, les digo a mis clientas que deben mantenerse activas. Primero, comienzan caminando, haciendo algo de cardio suave. Luego, incorporan ejercicios de fuerza sin peso, combinados con caminatas más rápidas o actividades suaves. Cuando ya tienen integrada la fuerza, añado sesiones de cardio intenso y les planifico el entrenamiento completo.

Si dispones de poco tiempo, realiza primero el bloque de fuerza y termina con el bloque cardiovascular. Tendrás un mejor rendimiento en la fuerza, preservarás tu masa muscular, optimizarás el gasto energético y tendrás menor riesgo de lesiones.

Hay una excepción: si tu objetivo principal es mejorar el rendimiento cardiovascular (por ejemplo, si entrenas para una carrera), entonces es recomendable priorizar el cardio. Si haces cardio de baja intensidad, como caminar o trotar suavemente, puede no afectar tanto el rendimiento de fuerza.

Sueño y descanso

¿Te cuesta conciliar el sueño? ¿Te despiertas a medianoche y permaneces un rato dando vueltas en la cama? ¿Te levantas cansada, con la sensación de no haber descansado lo suficiente? Seguro que te suena familiar. Actualmente, el 43 % de los españoles presenta síntomas de insomnio, y en los últimos 20 años se ha duplicado la forma más grave, el insomnio crónico, alcanzando un 15 %. Además, el 55 % de quienes lo padecen son mujeres.

Una posible causa está relacionada con las hormonas. Por ejemplo, en los días previos a la menstruación, muchas mujeres experimentan mayores dificultades para conciliar el sueño y un aumento en la frecuencia de despertares nocturnos. Estas fluctuaciones hormonales también explican las alteraciones del sueño durante el embarazo y la menopausia.

Durante la menopausia, dormir mal, como los despertares frecuentes, puede afectar significativamente el bienestar y la calidad de vida. Además, los problemas de sueño suelen estar vinculados a síntomas típicos de esta etapa, como los sofocos, cambios de ánimo y dificultades para dormir. El estudio SWAN (Kravitz & Joffe, 2011)[28] destaca que tanto la calidad como la cantidad de sueño disminuyen a partir de la perimenopausia, durante la transición y después de la menopausia.

La dificultad para conciliar el sueño, mantenerse dormido o despertarse demasiado temprano sin poder volver a descansar bien, puede impactar gravemente el bienestar general. Estos trastornos no solo afectan la calidad del sueño, sino también la vida diaria, el rendimiento laboral o académico, y en adultos aumentan el riesgo de accidentes. En niños, la falta de sueño es una causa frecuente de fracaso escolar.

La Sociedad Española de Médicos Generales y de Familia (SEMG) alerta de que el tiempo dedicado a dormir influye directamente en la supervivencia. El sueño no es un proceso pasivo: durante este se consolidan la memoria y el aprendizaje, se refuerza el sistema inmunitario y se eliminan sustancias tóxicas del cerebro. Por ello, dormir mal incrementa el riesgo cardiovascular, la diabetes y la obesidad.

Desde el punto de vista psicológico, el Consejo General de la Psicología en España (COP) destaca que el mal sueño eleva el estrés, la ansiedad, la fatiga y la irritabilidad, aumenta el riesgo de adicciones a hipnosedantes y dificulta la concentración y la memoria, lo que conlleva una pérdida significativa de calidad de vida.

Por todas estas razones, el insomnio se reconoce hoy como un problema serio que debe tratarse por sí mismo, independientemente de las causas que lo originan o mantienen.

---

28. Kravitz, H. M., Joffe, H. (2011). *Sleep during the menopause transition.* Sleep Medicine Clinics, 6(1), 33–46.

En la menopausia

En una información publicada por la American College of Obstetricians and Gynecologists (ACOG), *Sleep Health and Disorders* ACOG (2021, última revisión en 2023)[29] se reportó que hasta el 61 % de las mujeres en la menopausia tienen problemas para dormir o experimentan sueño de mala calidad. Así que está claro, y seguro que lo has notado, los trastornos del sueño son comunes durante las distintas etapas de la menopausia, y su impacto va más allá de la alteración del descanso nocturno. La mala calidad del sueño o la falta de sueño pueden contribuir a diversos problemas de salud en las mujeres, o un mayor riesgo de desarrollar hipertensión, enfermedades cardiovasculares (*Menopause*, 2016)[30], obesidad y diabetes tipo 2, problemas cognitivos y trastornos de salud mental (irritabilidad, depresión y ansiedad). Por su parte, según la *Journal of Clinical Sleep Medicine* (2014)[31], las mujeres que experimentan sofocos severos durante la noche tienen un 50 % más de probabilidades de tener trastornos del sueño graves, en comparación con aquellas que no los sufren.

Pero volvamos a recordar que la experiencia de cada mujer con la menopausia es única y, por tanto, la incidencia e intensidad de los trastornos del sueño también. Puede que tome tiempo y algo de prueba y error encontrar las estrategias que mejor funcionen para ti. Priorizar una buena higiene del sueño y, cuando sea necesario, buscar orientación de especialistas en trastornos del sueño puede ayudarnos a atravesar esta etapa con un sueño mejorado y un bienestar general.

---

29. American College of Obstetricians and Gynecologists. (2021). *Sleep health and disorders*. American College of Obstetricians and Gynecologist.

30. Menopause. (2016). *Cardiovascular risk factors associated with menopausal transition and hormone therapy*. Menopause, 23(6), 648–653.

31. Kravitz, H. M., Joffe, H. (2014). *Sleep disturbances during the menopausal transition: A review of the literature*. Journal of Clinical Sleep Medicine, 10(9), 1015–1021.

CIFRAS PREOCUPANTES

España es líder mundial en consumo de tranquilizantes, con 110 dosis al día por cada 1000 habitantes, frente a las 0,4 de Alemania. Los hipnosedantes, básicamente las benzodiacepinas, son la tercera sustancia adictiva más consumida en nuestro país (12 %) tras el alcohol y el tabaco, según el último informe *Edades* del Ministerio de Sanidad.

El uso inadecuado de estos fármacos o la automedicación sin supervisión médica puede tener «graves consecuencias para la salud», desde dependencia a deterioro cognitivo, accidentes de tráfico, caídas y un empeoramiento del insomnio a largo plazo, advierten desde la SEMG.

Insomnio y edad

Hay pocos estudios sobre la prevalencia del insomnio en personas mayores de 65 años, y las cifras varían bastante, entre un 12 % y un 40 % según diferentes investigaciones internacionales. Aunque aproximadamente un 32 % de los mayores presentan problemas relacionados con el sueño, solo cerca del 12 % cumplen con los criterios estrictos para el diagnóstico de insomnio. Los problemas más comunes en esta edad son el despertar temprano y levantarse con sensación de cansancio.

No todas las alteraciones del sueño en personas mayores son patológicas, pero las que son graves pueden aumentar el riesgo de depresión y deterioro cognitivo. Estudios muestran que el insomnio crónico afecta el estado de ánimo, la energía y el rendimiento diario, además de reducir la calidad de vida. También se ha visto que estas alteraciones aumentan los costes en atención sanitaria.

El insomnio es aún más frecuente cuando se suman otras enfermedades físicas o mentales. Cambios en el estilo de vida por la jubilación, problemas de salud y el uso de medicamentos aumentan el riesgo de trastornos del sueño en esta etapa.

Las consecuencias del insomnio crónico en los mayores incluyen tiempos de reacción más lentos y dificultades para mantener el equilibrio, lo que incrementa el riesgo de caídas. Estas caídas están vinculadas a una mayor mortalidad. Además, el sueño deficiente puede provocar problemas de atención y de memoria, síntomas que a veces se confunden con deterioro cognitivo leve o demencia.

Qué medidas tomar

Desafortunadamente, el insomnio no tiene una única causa identificable, lo que hace que no exista un tratamiento único que sirva para todos. En su lugar, es necesario un enfoque que tenga en cuenta diferentes factores y que se ajuste a las necesidades individuales de cada paciente.

Especialistas en medicina del sueño han creado la primera pirámide que organiza hábitos cotidianos en cuatro niveles con el objetivo de establecer rutinas que ayuden a dormir más y mejor sin recurrir de manera inmediata a los somníferos en el país líder en el consumo de tranquilizantes.

La iniciativa, presentada por la SEMG junto con la Alianza por el Sueño, cuenta con el respaldo del Foro Español de Pacientes (FEP), el Consejo General de la Psicología (COP) y la Federación Española de Sociedades de Medicina del Sueño (FESMES). Según sus impulsores, esta guía estructurada podría beneficiar hasta al 50 % de la población española que sufre alteraciones del sueño.

- **Base o nivel 1:** ritmos circadianos y horarios a seguir de acuerdo con los patrones propios del ciclo de sueño/vigilia. Mantener siempre un horario regular para levantarse de la cama y cenar pronto con la digestión hecha antes de acostarse son algunos de ellos.

- **Nivel 2:** hábitos y rutinas para desconectar, como controlar el nivel de exposición a la luz solar y artificial, evitar líquidos antes de dormir, hacer ejercicio —como mínimo 2 o 3 horas antes de acostarse— o hacer siestas cortas —de máximo 30 minutos— y reparadoras.

- **Nivel 3:** ambiente óptimo para el sueño, atendiendo a factores externos como la temperatura del dormitorio —entre 17 °C y 21 °C—, la intensidad de la luz o la ausencia de ruido.

- **Nivel 4:** la cúspide es el momento de estar en la cama, en el que es recomendable redactar lo que preocupa, realizar ejercicios de relajación, evitar discusiones familiares o laborales y no forzarse a estar tumbado si no se puede dormir.

Relacionado con esto, repasaremos los cambios en el estilo de vida que las mujeres pueden implementar para mejorar tanto la duración como la calidad del sueño a medida que cumplimos años.

Practica la higiene del sueño

Las medidas de higiene del sueño son una serie de hábitos que te ayudarán a dormir mejor. Comprenden desde consejos específicos relacionados con el hecho de ir a dormir, como hábitos de vida saludables que tienen una repercusión positiva sobre el insomnio. Aunque se ha demostrado que seguir unas buenas pautas de higiene del sueño contribuye a reducir el insomnio, no hay que pensar que son la solución perfecta para este. Por ejemplo, las medidas de higiene de por sí solas no pueden resolver los cuadros de insomnio crónico. Pero no hay que creer que con solo seguir las medidas adecuadas de higiene del sueño estará garantizado que los problemas de insomnio se solucionarán. Ningún estudio avala que estas medidas sean eficaces siempre para combatir el insomnio crónico o el agudo. De hecho, en las investigaciones, la mayor parte de las veces estas medidas son utilizadas como coadyuvantes de otras intervenciones terapéuticas. Se incorporan a la mayor parte de tratamientos, porque su impacto sobre el sueño, como única intervención, es mínimo.

1. Ve a la cama solo cuando tengas sueño, para evitar la ansiedad que genera dar vueltas sin dormir.
2. Mantén un ritual constante antes de dormir, como ponerse el pijama, lavarse los dientes y cerrar la puerta, para que el cuerpo asocie esas acciones con la hora de dormir.
3. Levántate siempre a la misma hora, incluso fines de semana, y evita quedarte demasiado tiempo en la cama tras despertarte.
4. Evita las siestas largas; si es necesario, que duren menos de 30 minutos y preferiblemente después de comer.
5. Limita el consumo de sustancias que afectan el sueño, como cafeína y alcohol, especialmente por la tarde y noche.
6. Cena de forma ligera y equilibrada, para facilitar la digestión y un buen descanso.
7. Asegura un ambiente adecuado para dormir: dormitorio oscuro, silencioso, fresco y bien ventilado.
8. Evita actividades estresantes y el uso de pantallas antes de dormir, ya que la luz azul y el estrés dificultan el proceso para quedarse dormido.
9. Realiza ejercicio regularmente, pero no justo antes de acostarte, y practica técnicas de relajación, como baños templados con esencias o ejercicios de respiración.
10. Si tras 15 minutos en la cama no puedes dormir, levántate y realiza una actividad tranquila fuera del dormitorio, y reserva momentos específicos del día para atender tus preocupaciones, evitando darles vueltas en la cama.

Lleva un diario del sueño

El diario de sueño-vigilia es una herramienta que se puede utilizar para recoger información sobre los horarios de sueño. Es útil para identificar patrones en tu descanso y mejorar la calidad de tu sueño. Si tienes algún problema para dormir, te puede ayudar a ver los progresos que consigues al poner en práctica los consejos propuestos anteriormente.

En él se registra la hora de acostarse, el tiempo que tarda en dormirse, la frecuencia con que te despiertas durante la noche y la hora de levantarse por la mañana, entre otros:

Fecha	Hora de acostarse	Hora de despertar	Calidad del sueño (1-10)	Despertarse durante la noche (Sí/No)	Número de veces que te despertaste	Actividad antes de dormir	¿Te despertaste descansada? (Sí/No)
Ejemplo	11:00 P. M.	7:00 A. M.	8	No	0	Leer libro	Sí
25/03/2025	12:30 A. M.	8:30 A. M.	6	Sí	2	Uso del móvil	No
26/03/2025	10:45 P. M.	6:45 A. M.	9	No	0	Meditación	Sí

Instrucciones para completar el diario del sueño:

1. **Fecha:** escribe la fecha del día en el que estás registrando tu sueño.
2. **Hora de acostarse:** anota a qué hora te fuiste a la cama.
3. **Hora de despertar:** registra a qué hora te despertaste por la mañana.
4. **Calidad del sueño (1-10):** evalúa la calidad de tu sueño del 1 al 10, siendo 1 el peor sueño y 10 el mejor.
5. **Despertarse durante la noche (Sí/No):** indica si te despertaste durante la noche.
6. **Número de veces que te despertaste:** si te despertaste, cuenta cuántas veces fueron.
7. **Actividad antes de dormir:** describe cualquier actividad que realizaste antes de dormir (como leer, ver televisión, usar dispositivos, etc.).
8. **¿Te has despertado descansada? (Sí/No):** Responde si al despertar te sentiste descansada o no.
9. **Notas adicionales:** cualquier detalle adicional que quieras agregar sobre cómo te sentiste durante la noche o cualquier evento que haya afectado tu descanso.

Adopta una buena postura al dormir

La mejor postura para dormir es tumbarse boca arriba, apoyando toda la columna sobre el colchón (solo el 25 % de los españoles duerme así) y empleando un cojín o almohada bajo las rodillas provocando una flexión ligera. En cambio, dormir boca abajo no es recomendable, ya que al hacerlo se suele modificar la curvatura de la columna lumbar. Además, para poder respirar se mantiene el cuello girado durante horas (el 19 % de los españoles opta por la postura desaconsejada por los especialistas). Dormir de lado con las piernas flexionadas es una opción adecuada que permite un buen descanso. Es recomendable cambiar de postura frecuentemente.

¿Cómo es tu cama?

El colchón debe ofrecer un equilibrio entre firmeza y adaptabilidad para mantener la columna vertebral alineada durante el descanso. Ni un colchón excesivamente duro ni uno demasiado blando son recomendables: el primero puede generar puntos de presión incómodos y el segundo no proporciona el soporte necesario, lo que puede provocar que la columna «flote» sin la debida sujeción.

Los expertos, como la Fundación Kovacs, recomiendan colchones de firmeza media o intermedia, que permitan adaptar el cuerpo a sus curvas naturales sin perder soporte. Esto es válido para distintos tipos de colchones, incluidos los de muelles, que siguen siendo populares entre aproximadamente el 60 % de la población española.

Aunque un buen colchón es fundamental para la salud de la espalda y contribuye a un descanso de calidad, no debe considerarse una solución milagrosa para problemas vertebrales causados por posturas inadecuadas o lesiones previas.

Un dato importante: según un estudio reciente de la International Sleep Products Association (ISPA) de 2023, la vida útil promedio de un colchón es de aproximadamente 14 años, con colchones de muelles y espuma viscoelástica promediando alrededor de 13 años.

Aunque este estudio se realizó en Estados Unidos, proporciona una referencia útil para saber cuándo es recomendable cambiar el colchón. Los especialistas suelen recomendar hacerlo entre los 8 y 10 años para asegurar un buen descanso y proteger la salud de la espalda, ya que el colchón puede perder propiedades de confort y soporte antes de mostrar desgaste visible.

Ejercicio de control de la respiración para facilitar el sueño

1. Acuéstate boca arriba, en una posición cómoda y relajada, con la cabeza alineada o un poco más baja que el cuerpo.
2. Cierra los ojos y prepara tu mente para concentrarte.
3. Respira suavemente, sin llenar demasiado los pulmones, y luego exhala completamente. Repite esta respiración tranquila tres veces.
4. En la tercera exhalación, suelta todo el aire y aguanta la respiración el mayor tiempo que puedas sin forzar. Cuando necesites, vuelve a respirar suavemente tres veces y, al final de la tercera exhalación, repite la pausa para aguantar el aire.
5. Para ayudarte a mantener la respiración, visualiza una imagen agradable o relajante que te calme y distraiga la mente.
6. Repite este ciclo de respiraciones suaves seguido por la pausa de 5 a 8 veces. Al hacerlo, notarás que tu cuerpo se relaja profundamente y que el deseo de respirar normalmente vuelve de forma natural, acompañado de somnolencia. Entonces, simplemente respira con calma y deja que el sueño te envuelva.

Otros aliados para hacer frente al insomnio

Alimentación

- Cena al menos dos horas antes de acostarte y opta por comidas ligeras, evitando grasas, picantes y alimentos pesados.
- No te acuestes con el estómago vacío, pues puede dificultar conciliar el sueño.

- Limita la cafeína (café, té, cacao) después de las cuatro de la tarde y reduce su consumo si es habitual.
- Evita el alcohol antes de dormir, ya que interfiere con el sueño profundo.
- Incluye alimentos ricos en triptófano (pescados, huevos, pollo, legumbres, frutos secos, plátano) para favorecer la producción de serotonina y melatonina.
- Consume hidratos de carbono complejos como arroz integral, pasta integral y patatas, que ayudan a absorber el triptófano.
- Asegura una buena ingesta de vitaminas y minerales esenciales como vitamina B, hierro, magnesio, omega-3 y zinc, presentes en verduras, pescado y frutos secos.
- Evita alimentos pesados, picantes o con cafeína por la noche, para no interferir en el descanso.
- Ten en cuenta qué alergias alimentarias pueden afectar el sueño, consulta si sospechas de alguna intolerancia.
- En casos puntuales, el suplemento de triptófano (máximo 500 mg) puede ser útil, pero siempre con precaución y sin exceder la dosis recomendada.

Ejemplos de cena

Aquí tienes dos modelos de cena cuyos ingredientes pueden contribuir a que disfrutes de un mejor sueño:

- Crema de verduras / sopa de pescado y fideos
- Salmón a la plancha con flan de arroz integral / revuelto de huevo y espinacas
- Yogur de soja y nueces / brocheta de plátano y manzana

Terminar con una infusión relajante (manzanilla, pasiflora) también es una buena opción.

¿CÓMO AFECTA EL SUEÑO AL PESO?

El sueño tiene un impacto importante en el control del peso corporal, especialmente durante la menopausia, cuando los cambios hormonales y metabólicos ralentizan el metabolismo y dificultan mantener un peso saludable. Dormir menos de siete horas puede aumentar la sensación de cansancio, reducir la actividad física y favorecer hábitos más sedentarios, lo que disminuye el gasto energético. Además, la falta de sueño altera las hormonas que regulan el hambre y la saciedad: disminuye la leptina (que indica saciedad) y aumenta la grelina (que estimula el apetito), lo que provoca un aumento del apetito y una mayor ingesta calórica.

La falta de descanso también afecta la calidad de la dieta. Las investigaciones han vinculado el sueño insuficiente con dietas menos equilibradas, caracterizadas por un mayor consumo de grasas y uno menor de proteínas, mientras que los carbohidratos no muestran un cambio significativo. Las mujeres que duermen poco no solo comen más, sino que sus elecciones alimentarias tienden a ser menos nutritivas, lo que contribuye al aumento de peso. Durante la menopausia, cuando el cuerpo ya está enfrentando desafíos hormonales y metabólicos, esta tendencia a consumir alimentos menos saludables puede ser aún más problemática.[32]

Por tanto, un buen descanso es fundamental no solo para la salud general, sino también para mantener un equilibrio en el peso corporal durante la menopausia, ya que influye en la energía disponible, la actividad física, el apetito y la calidad de la alimentación.

---

32. Kant, A. K. (2018). *Dietary patterns and health outcomes*. Journal of the American Dietetic Association, 118(5), 795-802.

Ejercicio físico

El ejercicio físico regular está claramente vinculado a una mejor calidad del sueño. Estudios muestran que las personas activas tienen un 65 % más de probabilidades de experimentar un sueño reparador, gracias a que el ejercicio reduce el estrés y la ansiedad, favoreciendo fases profundas del sueño, esenciales para la recuperación física y mental[33]. Por ejemplo, el ejercicio moderado durante el día aumenta el tiempo de sueño de ondas lentas, mejorando el estado de ánimo y la recuperación corporal.

No obstante, hacer ejercicio intenso justo antes de acostarse puede dificultar conciliar el sueño, ya que eleva la frecuencia cardíaca y la temperatura corporal, además de mantener elevadas hormonas estimulantes como la adrenalina y el cortisol, retrasando el inicio del sueño y reduciendo su calidad.

El exceso de ejercicio también puede ser perjudicial, provocando el síndrome de sobreentrenamiento, que altera los ritmos circadianos y eleva el estrés, generando insomnio y fatiga crónica.

En la menopausia, donde el sueño se ve afectado por cambios hormonales y síntomas como sofocos y sudoraciones nocturnas, el ejercicio juega un papel clave. Las mujeres activas tienen hasta un 50 % más de probabilidades de dormir bien. Estudios específicos muestran que programas de ejercicio aeróbico durante 12 semanas mejoran la calidad del sueño en un 35 %, reducen despertares nocturnos y alivian síntomas de insomnio, además de disminuir la ansiedad y el estrés.

El tipo de ejercicio también importa: el entrenamiento de fuerza, junto con el cardiovascular, ofrece beneficios mayores, reduciendo los despertares y mejorando la calidad del sueño más que el ejercicio solo aeróbico.

---

33. Boyle, J. T., Nielson S. A., Perlis, M. L., Dzierzewski, J. M. (2024). *Move your feet and sleep: A longitudinal dynamic analysis of self-reported exercise, sedentary behavior, and insomnia symptoms*. Sleep Health: Journal of the National Sleep Foundation.

En resumen, para las mujeres en menopausia, realizar ejercicio físico moderado y regular aumenta significativamente la calidad del sueño y reduce síntomas que interfieren con el descanso. Sin embargo, es esencial que el ejercicio sea equilibrado y adaptado a cada persona para evitar efectos negativos.

Fitoterapia

La fitoterapia puede proporcionar una alternativa o un complemento a los tratamientos convencionales para mejorar el descanso. Según un estudio de Chtourou *et al.* (2013)[34], publicado en *Menopause*, el uso de suplementos como la valeriana, la pasiflora o la manzanilla, junto con otros enfoques como la melatonina, puede ser útil para mejorar la calidad del sueño en mujeres menopáusicas, con una mejora significativa en la reducción de los episodios de insomnio y ansiedad.

- **Pasiflora (*Passiflora incarnata)***
  La pasiflora es una planta reconocida por sus propiedades sedantes y ansiolíticas leves, lo que la convierte en una gran aliada para combatir el estrés, la ansiedad y el insomnio. Su efecto calma los nervios y relaja los músculos, siendo útil en situaciones de estrés, menopausia y síndrome premenstrual, además de favorecer el sueño en niños y personas mayores. También puede ayudar a aliviar espasmos musculares e intestinales. Se encuentra en cápsulas, infusiones, extractos o tinturas.

  Aunque la evidencia clínica sólida es limitada y su uso se considera complementario, la pasiflora es generalmente segura en las dosis recomendadas. No obstante, se aconseja evitarla durante el embarazo, la lactancia y la combinación con otros sedantes para prevenir posibles interacciones.

34. Chtourou, H., Souissi, N., Souissi, F. (2013). *The effects of valerian and passionflower on sleep quality in menopausal women: A randomized controlled trial.* Menopause, 20(6), 646–651.

- **Valeriana (*Valeriana officinalis*)**
  La valeriana es una planta con efectos calmantes del sistema nervioso, utilizada desde la Antigüedad. Estudios muestran que puede ayudar a mejorar la calidad del sueño y reducir la ansiedad en algunas personas, aunque los resultados no son uniformes. Su acción antiespasmódica contribuye a relajar la musculatura, aliviando dolores de cabeza de origen nervioso, irritabilidad premenstrual y menopáusica, así como espasmos abdominales.

  Se suele consumir en cápsulas, infusiones o extractos, aunque su sabor puede ser desagradable. No se recomienda su uso prolongado ni en embarazadas, lactantes o niños menores de 12 años por falta de estudios concluyentes. Además, algunas personas pueden experimentar efectos contrarios, como ansiedad o insomnio. Se debe usar con precaución en casos de problemas hepáticos.

- **Manzanilla (*Matricaria chamomilla*)**
  La manzanilla es una planta tradicionalmente utilizada por sus propiedades calmantes y relajantes, siendo un remedio popular para aliviar el estrés, la ansiedad leve y favorecer el descanso nocturno. Se emplea comúnmente en infusiones para ayudar a conciliar el sueño y mejorar su calidad.

  Desde el punto de vista científico, la manzanilla contiene compuestos como los flavonoides, que pueden tener un efecto sedante suave y antiinflamatorio. Algunos estudios sugieren que puede ayudar a reducir la ansiedad y mejorar la calidad del sueño, aunque la evidencia clínica no es concluyente ni tan sólida como la de otros tratamientos para el insomnio. Por ello, la manzanilla se considera un complemento natural útil, especialmente para casos leves o transitorios de insomnio.

  Es una planta generalmente segura para la mayoría de las personas cuando se consume en las dosis habituales de infusión. Sin embargo, debe evitarse en personas con alergias a plantas de la familia de las Asteráceas (como la ambrosía) y durante el embarazo o lactancia sin supervisión médica.

Asimismo, la melatonina y el GABA, entre otros, han demostrado ser efectivos en la mejora de la calidad del sueño y en el tratamiento del insomnio, especialmente en mujeres menopáusicas. Sin embargo, es importante recordar que cada persona responde de manera diferente, y siempre es recomendable consultar a un profesional de la salud antes de iniciar cualquier tratamiento fitoterápico, especialmente si se están tomando otros medicamentos o se tienen condiciones médicas preexistentes.

- **Melatonina**

  La melatonina es una hormona natural que regula los ritmos circadianos del cuerpo y desempeña un papel fundamental en la regulación del sueño. Es comúnmente utilizada como suplemento para tratar diversos trastornos del sueño. Un metaanálisis publicado en *The Cochrane Database of Systematic Reviews* (Buscemi *et al.*, 2013)[35] concluyó que la melatonina es eficaz para reducir el tiempo necesario para conciliar el sueño, especialmente en personas con insomnio y alteraciones del ciclo circadiano, como aquellas afectadas por el *jet lag* o el trabajo nocturno.

  En el contexto específico de la menopausia, un estudio realizado por Lowe *et al.* (2005)[36] y publicado en *Menopause* demostró que la administración de melatonina en dosis bajas mejoraba significativamente la calidad del sueño en mujeres postmenopáusicas, un grupo que suele experimentar alteraciones del sueño debido a los cambios hormonales característicos de esta etapa.

  Además de su acción directa sobre el sueño, la melatonina es un producto seguro, con efectos secundarios generalmente leves y poco frecuentes, como dolor de cabeza, náuseas o mareos. En muchos suplementos, la melatonina se combina con micronutrientes

---

35. Buscemi, N., Vandermeer, B., Hooton, N., Pandya, R., Tjosvold, L., Hartling, L., Klassen, T. P. (2013). *Melatonin for treatment of sleep disorders.* The Cochrane Database of Systematic Reviews, 3(3), CD008404.

36. Lowe, C. J., Safronoff, J., Duffy, J. F. (2005). *Melatonin improves sleep in postmenopausal women: a randomized controlled trial.* Menopause, 12(4), 333–340.

como el magnesio y las vitaminas B6 y B12, que potencian su efecto, así como con extractos de plantas medicinales tradicionales para el insomnio y la ansiedad, tales como la valeriana, la pasiflora y la melisa.

Cabe destacar que la melatonina también se encuentra en pequeñas cantidades en ciertos alimentos de origen vegetal, como almendras, bayas de goji, pipas de girasol, cardamomo, hinojo, cilantro, mostaza y cerezas. Esta melatonina natural de origen vegetal, conocida como «fitomelatonina», es utilizada por laboratorios como complemento alimenticio. Más allá de su papel en el sueño, la disminución de melatonina se ha relacionado con otras condiciones patológicas, lo que sugiere un potencial terapéutico más amplio para esta hormona.

- **GABA (ácido gamma-aminobutírico)**
  El GABA es un neurotransmisor inhibidor en el cerebro, fundamental para inducir la relajación y el sueño. Aunque el GABA como suplemento es relativamente nuevo, algunos estudios sugieren que puede ser útil para promover el sueño. Un estudio de en *Frontiers in Neuroscience*[37] mostró que los suplementos de GABA pueden aumentar los niveles de GABA en el cerebro, reduciendo la actividad neuronal y promoviendo la relajación. En particular, los suplementos de GABA pueden ser beneficiosos para quienes padecen insomnio relacionado con la ansiedad.

Aromaterapia

La aromaterapia es una práctica que utiliza aceites esenciales extraídos de plantas, flores, cortezas y hierbas para promover el bienestar físico y psicológico. Estos aceites pueden aplicarse sobre la piel, inhalarse o usarse en baños, y a menudo se combinan con técnicas como masajes dentro de un enfoque holístico de cuidado.

---

37. Jiang, C., Chen, Y., Sun, T. (2025). *GABA and sleep disorders: Mechanisms and clinical applications.* Frontiers in Neuroscience, 19, Article 1570173.

Diversos estudios científicos han investigado la eficacia de ciertos aceites esenciales para aliviar síntomas de ansiedad y mejorar la calidad del sueño, especialmente en grupos vulnerables como las mujeres menopáusicas, quienes a menudo experimentan dificultades para dormir y altos niveles de estrés.

Entre los aceites esenciales con mayor respaldo científico para estos fines se encuentran:

- **Lavanda (*Lavandula angustifolia*):** es uno de los aceites esenciales más estudiados por su capacidad para mejorar la conciliación y calidad del sueño, además de inducir relajación y reducir la ansiedad. Su uso en forma de inhalación o difusión ha demostrado efectos positivos en personas con insomnio leve a moderado.

- **Azahar (flor de naranjo):** las esencias derivadas del azahar se han utilizado tradicionalmente para inducir la relajación y facilitar el sueño. Se cree que sus compuestos aromáticos actúan sobre el sistema nervioso, promoviendo un efecto calmante.

- **Manzanilla:** conocida por sus propiedades calmantes y ansiolíticas, el aceite esencial de manzanilla puede ayudar a reducir el estrés y favorecer el descanso.

- **Cedro y sándalo:** estos aceites tienen efectos tranquilizantes que pueden favorecer un sueño más profundo y reparador.

Además, mezclas específicas de aceites esenciales han mostrado eficacia en la mejora del sueño y la reducción de la ansiedad, por ejemplo:

- Lavanda combinada con limón, naranja amarga, geranio, canela, neroli o ylang-ylang.

- Mezclas que incluyen limón, eucalipto, árbol del té y menta para efectos revitalizantes y relajantes.

La administración más común en aromaterapia para estos propósitos es la inhalación, mediante difusores o colocando unas gotas en la almohada o en la ropa de cama. También se puede aplicar tópicamente diluido en aceites portadores en puntos como muñecas o cuello para favorecer la relajación.

Si bien la aromaterapia no reemplaza tratamientos médicos convencionales, es un complemento seguro y natural que puede contribuir a mejorar el bienestar general y la calidad del sueño en mujeres menopáusicas y otras personas con trastornos leves de ansiedad o insomnio.

¿La terapia hormonal ayuda a mejorar el sueño en la menopausia?

La terapia hormonal, que generalmente incluye estrógenos y/o progesterona, es un tratamiento comúnmente empleado para aliviar diversos síntomas asociados a la menopausia, entre ellos los trastornos del sueño. Los cambios hormonales que ocurren durante esta etapa, como la caída en los niveles de estrógeno, suelen contribuir a la aparición de sofocos y sudoraciones nocturnas, factores que alteran significativamente la calidad del sueño.

Un estudio publicado en la revista *Menopause* en 2010[38] demostró que las mujeres que recibieron terapia hormonal reportaron una mejora significativa en la calidad de su sueño. Esta mejoría se atribuyó principalmente a la reducción de los sofocos y otros síntomas vasomotores, que son una causa frecuente de despertares nocturnos e insomnio en esta población.

Por tanto, la terapia hormonal puede ser una opción efectiva para mujeres menopáusicas que sufren problemas de sueño relacionados con síntomas vasomotores, siempre bajo supervisión médica debido a posibles riesgos y contraindicaciones.

38. Shifren, J. L., Gass, M. L. S. (2010). *Menopause-related symptoms and their management.* Menopause, 17(4), 715–726.

Otras herramientas efectivas

Técnicas de relajación muscular progresiva

Esta técnica consiste en tensar y luego relajar diferentes grupos musculares del cuerpo, lo que ayuda a liberar la tensión y favorece la relajación. Puedes realizarla de la siguiente manera:

- **Empieza por los pies:** tensa los músculos de los pies durante 5 segundos, luego suéltalos y siente cómo se relajan.
- **Sube por el cuerpo:** realiza lo mismo con las pantorrillas, muslos, abdomen, pecho, manos, brazos, hombros, cuello y finalmente la cara.
- **Respira profundamente:** mientras tensas los músculos, respira profundamente, y cuando los relajes, exhala, dejando ir cualquier tensión.

Este proceso puede ser muy útil para liberar el estrés acumulado en el cuerpo y preparar a tu mente para el sueño.

Terapia de luz

La exposición a la luz juega un papel importante en el ciclo del sueño. Durante la menopausia, los cambios hormonales pueden afectar la regulación del ritmo circadiano, lo que puede alterar el sueño. La terapia de luz puede ayudarte a sincronizar tus ciclos de sueño-vigilia:

- **Luz natural durante el día:** trata de exponerte a la luz natural durante la mañana y las primeras horas del día. Esto ayudará a regular tu reloj biológico.
- **Evitar luz intensa por la noche:** durante la noche, reduce la exposición a pantallas electrónicas (teléfonos, ordenadores, televisores) al menos una hora antes de acostarte. La luz azul que emiten estos dispositivos puede interferir con la producción de melatonina, la hormona del sueño.

Técnicas de respiración

Las respiraciones profundas y controladas pueden ser muy útiles para calmar la mente y el cuerpo, reduciendo el estrés y la ansiedad. Algunas técnicas eficaces son:

- **Respiración abdominal:** coloca una mano sobre tu abdomen y la otra sobre el pecho. Respira profundamente por la nariz, asegurándote de que el abdomen se expanda más que el pecho. Exhala lentamente por la boca.
- **Respiración 4-7-8:** inhala por la nariz durante 4 segundos, aguanta la respiración durante 7, y luego exhala lentamente por la boca durante 8. Esta técnica ayuda a calmar el sistema nervioso y a reducir la ansiedad.

Estas técnicas de respiración pueden practicarse justo antes de acostarse o incluso si te despiertas durante la noche.

Gestión del estrés

Durante la menopausia, los niveles de estrés y ansiedad pueden aumentar, lo que contribuye al insomnio. Encontrar formas de gestionar el estrés de manera efectiva es crucial para mejorar la calidad del sueño.

- **Diario de emociones:** escribir antes de acostarte sobre tus pensamientos y sentimientos puede ayudarte a liberar preocupaciones y preparar tu mente para el descanso.
- **Escuchar música relajante:** música suave y calmante puede ayudar a reducir el estrés y a preparar el cuerpo para el sueño.
- **Tiempo de relajación:** dedica 10-15 minutos antes de acostarte a practicar alguna de estas técnicas para liberar tensiones y calmar la mente.

Estas técnicas pueden ser una combinación poderosa para mejorar la calidad del sueño y reducir los síntomas del insomnio durante la menopausia. Experimenta con ellas para encontrar las que mejor se adapten a ti.

La piel en la menopausia

Lo notamos antes de la menopausia: nuestra piel y nuestro cabello no son los mismos. Esa textura, brillo y jugosidad que observamos con cierta envidia en las mujeres más jóvenes, y, por qué no decirlo, en las adolescentes, ya no se reflejan en nuestro rostro cuando nos miramos al espejo cada mañana. Y nuestro cabello, que antes podíamos recoger en una coleta con solo dos vueltas de goma, ahora requiere hasta cuatro. Quizás no hemos perdido cantidad, pero sí volumen. Y esto, confesémoslo, nos genera inquietud e inseguridad. Y es solo el principio, ya que los cambios hormonales, sumados a los factores ambientales, amplifican los efectos del envejecimiento.

Cifras y realidades sobre la menopausia

No eres la única que se siente así. Según el Congreso Mundial de Medicina Antienvejecimiento de Montecarlo celebrado este año (2025), el 54 % de las mujeres experimenta inseguridad respecto a su apariencia durante la menopausia. Además, recordemos que en España las mujeres pasan aproximadamente un tercio de su vida en esta etapa, dado que la esperanza de vida es de 86 años.

Lo que notamos no son simples manías o imaginaciones. Sería muy extraño que el 87 % de las mujeres percibiera cambios en su piel durante esta etapa si no hubiera una base real detrás de ello. Y los dermatólogos confirman nuestras percepciones. Los expertos concluyen que la menopausia provoca sequedad, deshidratación y arrugas en la piel, y que en los primeros cinco años de esta etapa se pierde alrededor del 5 % del colágeno, además de elastina, dos proteínas esenciales para mantener la piel firme y elástica. Con el tiempo, su producción disminuye, lo que provoca que la piel se vuelva más fina, menos flexible y se formen más arrugas.

Cambios en la piel con el envejecimiento y la menopausia

A cualquier edad, la piel femenina es más delgada que la masculina (0,5-3 mm frente a un 25 % más de grosor en los hombres). Con el paso del tiempo, la piel envejece y sus funciones, como la defensa contra gérmenes y contra la radiación solar, así como la regulación de la temperatura corporal, se ven alteradas. Los primeros signos de envejecimiento pueden aparecer en diferentes momentos, dependiendo de la genética y el estilo de vida. En general, a partir de los 50 años, o antes, la piel se vuelve más seca, fina, flácida y áspera, presentando arrugas, cambios en la pigmentación, dilatación de los vasos sanguíneos y dificultades para cicatrizar. La hidratación de la piel disminuye debido tanto a factores fisiológicos como a la exposición al sol.

Los estrógenos y la piel

Estos cambios están principalmente relacionados con la disminución de los niveles de estrógeno, una hormona clave para la salud cutánea. «Todo se origina en un desequilibrio de estrógenos y andrógenos, a favor de los últimos», comenta la Dra. Aurora Guerra Tapia. Según la dermatóloga, los cambios en la piel durante la menopausia pueden dividirse en dos categorías:

- **Funcionales:** menor producción de grasa y sudor, reducción leve de la temperatura cutánea, mayor tendencia a la hiperpigmentación moteada frente a la radiación ultravioleta y aumento de la permeabilidad y reactividad vascular.

- **Morfológicos**: disminución del grosor de la dermis y epidermis debido a una menor cantidad de colágeno. El resultado es una piel más seca, escamosa, menos elástica y con un aumento de las arrugas. Además, las mucosas (ojos, nariz, boca, genitales) pierden humedad. Las uñas crecen más lentamente, se vuelven más frágiles y presentan estrías y surcos. El vello, especialmente el axilar y pubiano, disminuye, pudiendo llegar a menos de la mitad de su densidad original. El ciclo del cabello se reduce, lo que hace que el pelo sea más fino y corto, contribuyendo a un grado de alopecia similar al patrón masculino. Además, algunas mujeres notan un aumento del vello facial, especialmente en la zona del bigote y la barba.

Explicación de los cambios más notables

- **Sequedad y pérdida de hidratación.** Uno de los efectos más evidentes del envejecimiento y la menopausia es la pérdida de hidratación y grosor cutáneo. La Dra. Guerra Tapia señala que «es muy posible que la delgadez del epitelio esté directamente relacionada con el bajo nivel de estrógenos, ya que existe una alta densidad de receptores estrogénicos cutáneos, sobre todo en la piel de la cara. Esto comporta una piel más seca, escamosa y menos elástica, con el consiguiente aumento de las arrugas». Esta sequedad afecta también a las mucosas (ojos, nariz, boca y genitales), que pierden humedad y se vuelven más sensibles. Además, la piel pierde su capacidad de retener agua, lo que agrava la opacidad y aumenta la visibilidad de las arrugas.

- **Pérdida de elasticidad y firmeza.** Con la menopausia, la piel pierde elasticidad y firmeza debido a la reducción de colágeno y elastina, dos proteínas esenciales para la estructura y tonicidad de la dermis. La disminución de estas proteínas contribuye a la aparición de arrugas y flacidez. Además, la reducción de ácido hialurónico, que actúa como un «cemento» que mantiene unidas las células dérmicas, y la pérdida de masa muscular afectan la firmeza de la piel, haciéndola más susceptible a la gravedad y la formación de pliegues. La Dra. Guerra Tapia explica que, debido a la menor cantidad de colágeno, también se reduce el grosor de la dermis y la epidermis. Si a esto le sumamos la disminución de ácido hialurónico y la pérdida de masa muscular, la piel se vuelve más propensa a arrugarse y descolgarse por la acción de la gravedad, lo que resulta en una piel más flácida y menos tonificada.

- **Cambios en la pigmentación**. Durante la menopausia, los cambios hormonales afectan la producción de melanina, lo que puede generar alteraciones en la pigmentación de la piel. Esto da lugar a manchas de la edad (lentigos), melasma (hiperpigmentación) y poiquilodermia, que es una alteración de la pigmentación que afecta principalmente la zona del cuello y escote, causando enrojecimiento, manchas y pequeños capilares dilatados (telangiectasias) y que también se produce como resultado del daño solar o fotoenvejecimiento.

CAMBIOS EN LA FISIOLOGÍA DE LA PIEL

Dosis excesivas de radiación ultravioleta (UV) causan modificaciones profundas en el metabolismo de la melanina. Y una producción incontrolada de melanina puede provocar la presencia de melanosis, es decir, aumento patológico de la pigmentación cutánea. La zona más afectada en el hombre es el pecho, mientras que en la mujer son los muslos y las piernas. Otras consecuencias son la aparición de tumores epiteliales, de forma especial en las partes más expuestas (frente, nariz, dorso de las manos), y eritemas debidos a la vasodilatación del sistema venoso y también en la red de las arteriolas.

La exposición acumulada al sol también puede dañar la piel, ya que los rayos ultravioleta afectan las fibras de colágeno y elastina. Esto provoca la aparición de manchas solares, arrugas y otros signos de envejecimiento prematuro.

MELANINA, SOL Y ENVEJECIMIENTO

La piel acumula la incidencia de las radiaciones solares a lo largo de los años, por lo que sus fibras elásticas y colágenas se degeneran progresivamente y, a largo plazo, se produce un envejecimiento cutáneo prematuro y lesiones, más o menos graves, pero que pueden acabar en un cáncer de piel si no se toman las medidas de protección necesarias. Por otro lado, el organismo humano fabrica una defensa fisiológica fundamental frente a las agresiones solares: la melanina. Se trata de una sustancia responsable de la pigmentación de la piel o bronceado. Cada persona tiene una cantidad diferente de melanina dependiendo de sus características físicas. Así, personas con piel oscura, por ejemplo, tienen más capital solar o melanina que las de piel clara. Este capital solar se va gastando cada vez que nos exponemos al sol y, además, a medida que envejecemos la melanina disminuye, lo que aumenta la vulnerabilidad a la radiación solar. Para hacernos una idea: a los 40 años ya se ha perdido el 15% de la melanina inicial; y a los 50 la pérdida asciende al 50%.

La melanina es, por tanto, la mejor amiga que tiene el organismo para defenderse de la agresión solar. Las reservas de este pigmento natural vemos que se van agotando a medida que pasan los años (la piel de un anciano es muy vulnerable al sol porque apenas posee melanina). Se calcula que entre los 18 y 20 años las personas han tomado ya la mitad del sol que pueden tolerar en su vida. Esta merma progresiva de la melanina, junto con la acumulación de radiación en la piel, hace indispensable llevar a cabo una buena fotoprotección desde la infancia para no lamentar daños en el futuro.

- **Mayor fragilidad capilar y rosácea.** La fragilidad de los vasos sanguíneos aumenta con la edad, lo que puede hacer que los capilares superficiales (como los arácnidos) se vuelvan más visibles. Esto también puede agravar o desencadenar la rosácea, una condición caracterizada por enrojecimiento, pápulas y pústulas en el rostro. Además, la piel se vuelve más propensa a desarrollar hematomas debido a su menor elasticidad.

- **Alteraciones en las uñas y el vello.** Con el envejecimiento, las uñas tienden a crecer más lentamente y se vuelven más frágiles, a menudo con estrías o surcos en su superficie. En cuanto al vello, su densidad disminuye considerablemente, especialmente en áreas como las axilas y la zona pubiana, que pueden perder hasta la mitad de su densidad original. Además, el ciclo de crecimiento del cabello se acorta, lo que da lugar a un cabello más fino y corto, y puede aumentar la alopecia, similar al patrón masculino. En contraste, algunas mujeres notan un incremento en el vello facial, como en la zona del bigote o la barba.

- **Disminución de la renovación celular**. A medida que envejecemos, la capacidad de la piel para renovarse disminuye. La regeneración celular más lenta provoca que la piel luzca más opaca, fatigada y con menor luminosidad. Las manchas de la edad se vuelven más visibles y las arrugas se profundizan debido a la reducción en la velocidad de renovación de las células dérmicas.

- **Disminución de la circulación sanguínea**. La circulación sanguínea en la piel también disminuye con la edad, lo que reduce la cantidad de nutrientes y oxígeno que llega a las células dérmicas. Esto puede hacer que la piel pierda su vitalidad y se vea más fatigada, opaca y sin brillo.

- **Aumento de la sensibilidad e irritaciones**. Durante la menopausia, los cambios hormonales pueden alterar las respuestas inmunológicas de la piel, haciéndola más susceptible a irritaciones, reacciones alérgicas y otras afecciones dermatológicas. Condiciones como el liquen escleroso y la vulvodinia (que afecta a la vulva) pueden volverse más frecuentes debido a estos cambios hormonales, comenta también la especialista.

En conclusión, los cambios en la piel asociados con el envejecimiento y la menopausia son complejos y multifactoriales, influenciados por la disminución de estrógenos y otras alteraciones hormonales. Aunque estos cambios son naturales, existen tratamientos y cuidados específicos que pueden mitigar estos efectos y ayudar a mantener la piel saludable durante esta etapa de la vida.

Fotoenvejecimiento: no todo son las hormonas

Está claro que con el paso de los años la piel pierde sus propiedades naturales, especialmente de elasticidad, firmeza y humedad. Las hormonas tienen mucho que ver, pero si a ello le añadimos una agresión continuada en forma de exposición al sol, esta pierde sus características naturales y se acelera su envejecimiento. Las radiaciones solares deterioran el colágeno de la piel modificando su estructura, perdiendo elasticidad y firmeza. La exposición inadecuada al sol provoca también, junto a la acción de otros agentes atmosféricos, una pérdida de contenido en agua, así como una aceleración en los mecanismos de envejecimiento. Como consecuencia de todo ello, la piel sufre una degradación más rápida y adquiere un aspecto envejecido precoz (arrugas, bolsas) lo que puede dar la sensación de que uno es más mayor, especialmente cuando esos cambios se producen en la cara (habitualmente la zona más afectada). Es evidente que la piel que ha sido sobreexpuesta al sol durante años tiene una coloración amarillenta, un aspecto seco, apergaminado y se aprecian surcos o arrugas muy profundas.

Es un problema muy frecuente, sobre todo en personas de piel clara que han acumulado una importante exposición solar a lo largo de su vida y no se han protegido correctamente.

El fotoenvejecimiento se manifiesta con la aparición de lesiones pigmentadas (lentigos) o blanquecinas (hipomelanosis), pequeñas dilataciones vasculares (telangiectasias), arrugas medianas, profundas no siempre coincidentes con líneas de expresión, comedones gigantes y quistes.

La complicación principal que presenta el fotoenvejecimiento es el desarrollo de queratosis actínicas (lesiones rojizas rasposas que son precancerosas) y de cáncer de piel, tanto carcinomas basocelulares como espinocelulares.

Como en el resto de los trastornos relacionados con la exposición al sol, el primer tratamiento debería ser evitar la exposición solar o en caso de hacerlo, protegerse adecuadamente. De los tratamientos médicos tópicos existentes, el que mejor ha demostrado su eficacia es la tretinoína tópica. Existen otros como el ácido glicólico y la vitamina

C que también son eficaces. Los tratamientos sistémicos con antioxidantes como vitamina C, extractos del té verde y los betacarotenos parecen tener también una cierta eficacia. Además, los tratamientos quirúrgicos, como *peelings* medianos-profundos, láser de CO_2, o procedimientos de *resurfacing* no ablativos, también proporcionan buenas respuestas.

¿QUÉ ES LA DERMATOPOROSIS?

La dermatoporosis se considera un proceso fisiológico asociado con la edad, en analogía con la osteoporosis. Afecta a una de cada tres personas mayores de 60 años, independientemente de su sexo. Esta condición implica pérdida de elasticidad, fragilidad de la piel, sequedad y picor, lo que facilita la aparición de hematomas. Las lesiones típicas de la dermatoporosis son más visibles en las áreas expuestas al sol, como el rostro, los antebrazos, el escote y las piernas.

Otros cambios que pueden afectar a la piel

Redistribución de la grasa corporal

Durante la menopausia, la acción de los estrógenos sobre la acumulación de grasa en el cuerpo se ve alterada. Esta redistribución provoca una disminución de la grasa en áreas como el rostro, los senos, las piernas y los brazos, mientras que aumenta en el abdomen, los glúteos y los muslos. Esta alteración en la distribución de la grasa puede generar una sensación de que la silueta ha cambiado y, en algunos casos, puede incrementar la incomodidad estética.

Aumento de la sudoración

Los sofocos, que son una de las molestias más comunes durante la menopausia, pueden dar lugar a episodios de sudoración excesiva. Se manifiestan con brotes de calor que pueden desencadenarse de manera inesperada. Además de la incomodidad física, sudar en exceso puede afectar la barrera cutánea, dejándola más vulnerable a irritaciones y problemas dermatológicos.

¿Vuelvo a tener acné?

Aunque generalmente se asocia el acné con la adolescencia, las fluctuaciones hormonales durante la menopausia pueden causar brotes de acné en las mujeres adultas. Las razones de este aumento son:

- **Fluctuaciones de estrógeno y progesterona**: durante la perimenopausia, los niveles de estrógeno y progesterona cambian, lo que puede aumentar la producción de sebo, obstruir los poros y desencadenar acné.

- **Aumento de testosterona**: aunque la testosterona es una hormona masculina, las mujeres también la producen. Durante la menopausia, la relación entre estrógeno y testosterona cambia, lo que puede favorecer un aumento de la actividad de las glándulas sebáceas.

- **Estrés**: los cambios emocionales y físicos durante la menopausia pueden incrementar los niveles de estrés, lo que eleva la producción de cortisol, la hormona del estrés, que también contribuye a la producción de sebo.

- **Medicamentos:** algunos tratamientos hormonales o medicamentos prescritos para los síntomas de la menopausia pueden agravar el acné.

¿Qué hacer para tratarlo?

El acné en la menopausia es completamente común, pero se puede manejar con el enfoque adecuado:

- **Mantener la piel limpia y equilibrada**: con limpiadores suaves que no obstruyan los poros y ayuden a mantener el equilibrio de la piel.
- **Controlar el exceso de grasa**: con productos que reduzcan la producción de sebo sin resecar la piel.
- **Consultar a un dermatólogo:** en algunos casos, el dermatólogo puede recomendar cremas tópicas, antibióticos o incluso terapias hormonales para tratar el acné.

Cuidados y recomendaciones para la piel menopáusica

Con todos los cambios que atraviesa la piel durante la menopausia, es esencial implementar un régimen de cuidados específicos para mantener la salud dérmica:

- **Fotoprotección:** la protección solar es crucial para prevenir el envejecimiento prematuro causado por los rayos UV. Es fundamental aplicar un protector solar adecuado en áreas expuestas como la cara, escote, manos y antebrazos.
- **Higiene adecuada:** es esencial usar jabones líquidos suaves que respeten el pH natural de la piel, evitando productos agresivos que puedan alterarla. También es importante secarse con suavidad, sin frotar la piel.
- **Hidratación:** es clave para combatir la sequedad. Se recomienda el uso de cremas hidratantes con ingredientes como ceramidas, ácido hialurónico y glicerina, así como aceites nutritivos (argán, coco, jojoba). También es importante mantenerse hidratada bebiendo suficiente agua.

DESCUBRE EL ACEITE DE ARGÁN

La argania espinosa, un árbol de antiquísima tradición, nace de forma natural únicamente en los límites del desierto del sudoeste marroquí. Son necesarios 100 kg de frutos de este árbol para obtener, después de dos días de tratamiento, un litro de este apreciado aceite. El aceite de argán, conocido también como «oro del desierto» por sus extraordinarias y valiosas propiedades, además de dar un sabor típico a los platos de la cocina bereber tradicional, tiene excepcionales virtudes nutritivas, protectoras, hidratantes y reestructurantes. Obtenido exclusivamente por las mujeres de esa zona, ha sido celosamente custodiado hasta hoy por sus extraordinarias propiedades, que protegen la piel contra la agresión del viento y de la arena. También puede aplicarse sobre la delicada piel de los niños gracias a su alta tolerabilidad y reconocida acción lenitiva.

Sus beneficios son únicos y extraordinarios: rico en vitaminas E, A y F, de acción antirradical y antioxidante, ejerce una magnífica acción protectora, hidratante, emoliente, nutritiva y antiarrugas, lo que lo convierte en un aliado perfecto para reparar la piel tras la exposición solar. Está indicado para todo tipo de piel, no engrasa, se absorbe enseguida y sus efectos son inmediatos: masajeado sobre el cutis, lo ilumina y lo deja aterciopelado y suave, conservando su aspecto juvenil y su esplendor; distribuido en el cabello, antes o después del secado, los nutre y fortifica, dejándolo suave y brillante; aplicado sobre las uñas, las refuerza; extendido en las zonas críticas del cuerpo les confiere elasticidad y nutrición profunda.

- **Tratamientos específicos:** los productos con retinoides, vitamina C y ácido hialurónico son fundamentales para estimular la producción de colágeno y mejorar la elasticidad de la piel. La vitamina C, por ejemplo, mejora la regeneración celular y combate el fotoenvejecimiento.

Lo que podemos hacer por nuestra piel: la importancia de un estilo de vida saludable

Además de los cuidados tópicos, un estilo de vida saludable es esencial para la salud de la piel. Aquí expondré algunos consejos de lo que le conviene y de lo que claramente le perjudica:

LE BENEFICIA	LE PERJUDICA
Sol moderado: ayuda a mejorar el aspecto y la salud de la piel, sobre todo en caso de acné, seborrea, psoriasis...	Sol en exceso: causa eritemas, quemaduras, manchas, deshidratación o fotoenvejecimiento. Las quemaduras reiteradas pueden producir, a su vez, cáncer de piel.
Oxígeno: no fumar, huir de los ambientes polucionados y escaparse a la naturaleza es un buen hábito para mejorar el aspecto de las pieles apagadas.	Fumar: además de su importante riesgo pulmonar y cardiovascular, a nivel de la piel es causa de cutis mates y envejecidas.
Actividad física: estimula la circulación sanguínea y linfática de la piel, con lo que mejora la oxigenación y eliminación de toxinas.	Sedentarismo: conlleva falta de masa y potencia muscular, mala circulación sanguínea y, por tanto, deficiente oxigenación de las células.
Relajación: dedicar unos minutos al día a desconectar es la mejor manera de hacer frente al estrés. Leer, escuchar música y dormir bien son algunas ideas.	Estrés: produce vasoconstricción de los capilares y reduce el riesgo de la piel. Algunos de sus síntomas son picor, rojez, descamación o inflamación y arrugas.
Tejidos naturales: de algodón, de lino... han de ser los escogidos para la ropa en contacto con la piel, pues favorecen la transpiración.	Tejidos sintéticos: producen sudoración e irritación por el roce. En prendas ceñidas causan dermatitis irritativa y otros trastornos.
Agua: beber al menos dos litros de agua al día es básico para la piel, pues la mantiene bien hidratada y repercute en su buen aspecto.	Poca agua: beber poca agua resta esplendor a la piel, la vuelve tirante y áspera al tacto, y causa enrojecimiento, descamación y arrugas.
Antioxidantes: frutas, verduras y hortalizas son alimentos que actúan como defensa antioxidante de la piel.	Radicales libres: exceso de calorías, contaminación, tabaco... generan radicales libres, de acción antioxidante.
Dormir bien: mantiene a raya los signos de fatiga que se reflejan en una piel cansada y pálida. Además, dormir bien (no «dormir más») evita la aparición de arrugas tempranas.	Insomnio: durante el sueño se produce casi el 70 % de la regeneración celular. La piel, las uñas y el pelo reciben un mayor riego sanguíneo, que contribuye a revitalizarlos. Por tanto, dormir mal produce el efecto contrario.

Evitar el tabaco

Por todos es conocido que fumar ocasiona importantes daños a los órganos internos, como los pulmones o el corazón, entre otros, pero también es importante destacar los perjudiciales efectos del tabaquismo en combinación con el sol en la piel, que han sido ampliamente documentados en diversos estudios científicos. El Dr. Douglas Model, médico inglés nacido en Eastbourne (Inglaterra), definió el rostro del fumador a partir de una investigación que publicó en el *British Medical Journal*, donde informa que la mayoría de los fumadores con más de 10 años de consumo pueden identificarse solo por el examen facial, ya que en ellos se multiplican las arrugas marcadas, el aspecto facial demacrado, la apariencia grisácea en la piel y las manchas de color púrpura.

A las consecuencias dermatológicas del sol veraniego hay que añadir, en el caso de los fumadores, las consecuencias propias de su adicción. El humo del tabaco seca la piel y reduce la cantidad de flujo sanguíneo que llega a esta, lo que la priva de oxígeno y otros nutrientes esenciales provocando deshidratación. Si bien la piel de la mujer es más propensa a sufrir envejecimiento al ser más sensible que la de los hombres, las consecuencias las notan también ellos, quienes además se ven perjudicados en mayor medida por el monóxido de carbono, ya que sus caladas son más grandes.

Y no hay que olvidar las consecuencias del tabaco en las manos. A causa de la nicotina, la piel de los dedos se vuelve amarilla, efecto llamado «discromía» y que es fácilmente observable en los fumadores habituales.

Seguir una dieta equilibrada

La alimentación influye de manera decisiva en el estado de la piel y sus estructuras anexas, como el pelo y las uñas. Tanto es así que lo que comemos va a tener el mismo o mejor efecto sobre la piel que las aplicaciones externas y los tratamientos cosméticos.

Se han probado las bondades de una dieta rica en sustancias antioxidantes, es decir, en frutas, verduras, hortalizas frescas, frutos secos y aceites de semillas (sobre todo de oliva virgen). Por otro lado, cuando existe una carencia nutritiva a causa de una dieta desequilibrada, estrés o enfermedad, donde primero se refleja es en la piel, cabello y uñas. Y es que estas deficiencias dificultan la producción de las sustancias necesarias para un crecimiento epidérmico. La piel resulta muy sensible a la carencia de proteínas, ácidos grasos esenciales, vitamina A, C, E y el complejo B, hierro, zinc y selenio, por lo que es básico asegurarse su aporte a través de la dieta.

Estos son los 10 alimentos básicos para una piel saludable:

- **Yogur:** aporta proteínas que, entre otras, tienen una función estructural pues son el principal componente del tejido conjuntivo (colágeno y elastina), cartilaginoso y óseo, y proporciona fuerza, elasticidad y protección a la piel y a todo el organismo.

- **Pescado azul:** su riqueza en ácidos grasos esenciales lo hace imprescindible para la piel. El DHA y EPA forman parte de la estructura de las membranas celulares y son fundamentales para el buen estado cutáneo. Su déficit suele manifestarse con caída de pelo, piel seca y eccematosa y poca capacidad de cicatrización de las heridas.

- **Zanahoria:** riquísima en betacarotenos, el consumo habitual de zanahoria ayuda a mantener la piel nutrida, tersa y suave. Ideal en caso de atrofia, sequedad, arrugas y acné.

- **Kiwi:** destaca sobre todo por su aporte de vitamina C (casi duplica al de la naranja y limón). Además de antioxidante, es imprescindible para formar el colágeno (principal componente del tejido conjuntivo de la piel), que confiere al cutis su firmeza y tersura. Su falta puede dar lugar a sequedad y pérdida de elasticidad.

- **Arroz integral:** es una fuente importante de vitaminas del grupo B, esenciales para la producción de proteínas, que son las responsables de la regeneración celular. La vitamina B2 es imprescindible para un cutis terso. Si falta vitamina B3, la piel se vuelve seca, escamosa y se oscurece. La vitamina B5 es necesaria para tener un buen aspecto cutáneo y un cabello fuerte, y la B6 previene el exceso de grasa. El déficit de vitamina B9 o ácido fólico puede provocar la aparición de manchas oscuras en la piel.

- **Aceite de oliva:** es una de las mejores fuentes de vitamina E (además de ser rica en ácido oleico), que actúa como antioxidante, previene el envejecimiento prematuro y ayuda a combatir las estrías.

- **Pistacho:** es un fruto seco que destaca por su gran riqueza en hierro, básico para la formación de hemoglobina, que transporta el oxígeno a todo el organismo. Si falta hierro, la caída del pelo se acelera, las uñas se curvan hacia arriba y aparecen úlceras en las comisuras de los labios. Además, en caso de anemia, la piel se vuelve pálida. Es rico en cobre, que ayuda a absorber el hierro.

- **Huevo:** es una buena fuente de selenio, un oligoelemento que está relacionado con un menor riesgo de aparición de ciertos tumores, entre los que destaca el de piel.

- **Agua:** consumir un mínimo de 1,5-2 litros de agua al día (preferentemente mineral) es indispensable para hidratar la piel. Un cutis carente de flexibilidad denota una carencia de agua.

Qué plantas me benefician

Los ingredientes naturales pueden ser de gran ayuda para hidratar y regenerar la piel. Entre los más efectivos se encuentran los aceites vegetales, como el de rosa mosqueta, argán, sésamo, caléndula, espino amarillo y germen de trigo, junto con esteroles vegetales, ceramidas y otros lípidos como los de jojoba, karité, aguacate y escualeno vegetal.

Además, las plantas y algas con polisacáridos también son útiles para mejorar la hidratación y la salud de la piel. Los extractos con propiedades astringentes, reepitelizantes, calmantes y antiinflamatorias, como los de castaño de Indias, abedul, aciano y hamamelis, son ideales para mejorar la microcirculación cutánea y estimular la producción de colágeno. Otros ingredientes como la manzanilla, caléndula y centella tienen efectos antiinflamatorios y reepitelizantes, favoreciendo la regeneración de la piel.

Otros consejos:

- **Mantenerse hidratada:** además de usar cremas hidratantes, es importante beber suficiente agua a lo largo del día para mantener la piel bien nutrida desde el interior.

- **Evitar duchas calientes:** el agua caliente puede dañar la barrera lipídica de la piel, por lo que se recomienda ducharse con agua tibia y usar productos suaves.

- **Realizar ejercicio moderado:** el ejercicio no solo mejora la circulación, sino que también ayuda a mantener la masa muscular, lo cual es clave para el sostén de la piel.

- **Fotoprotección adecuada:** los dermatólogos insisten en la importancia de la aplicación correcta de productos de protección solar para alcanzar su eficacia:

    - Los productos de protección solar tienen que aplicarse en cantidades similares a las empleadas en los ensayos, es decir, 2 mg/cm^2, lo que equivale a seis cucharaditas de café de loción (unos 36 g) para todo el cuerpo de un adulto.

    - Utilizar protectores solares adecuados a nuestras características físicas (fototipo), y que contengan filtros frente a los rayos UVA y UVB.

- Usar la cantidad suficiente, cubriendo toda la superficie corporal. No olvidar zonas como las orejas o el cuero cabelludo en el caso de los niños pequeños y calvicie.

- Aplicar los productos siempre con la piel seca. Si la piel esta mojada, las gotas funcionan como una lupa y aumentan el riesgo de que se produzcan quemaduras.

- Realizar la primera aplicación al menos 30 minutos antes de exponerse al sol.

- Durante la exposición solar reponer el fotoprotector después de cada baño prolongado (más de 20 minutos) o cada dos horas.

- Emplear fotoprotectores resistentes al agua y reponerlos después de cada baño superior a los 20 minutos.

Y en consulta, ¿qué pueden hacer por mi piel?

El dermatólogo juega un papel fundamental en el tratamiento de la piel envejecida y los cambios asociados con la menopausia. Existen varias opciones de tratamientos dermatológicos, que pueden incluir:

- ***Peeling* químicos:** estos procedimientos ayudan a renovar la piel, eliminando células muertas y mejorando la textura de la piel.

- **Toxina botulínica (bótox):** utilizada para suavizar las arrugas de expresión y prevenir la formación de nuevas líneas.

- **Ácido hialurónico y otros rellenos dérmicos:** ayudan a devolver el volumen perdido en la piel y rellenar arrugas.

- **Hilos tensores:** una opción menos invasiva para estirar y reafirmar la piel.

- **Plasma rico en factores de crecimiento:** un tratamiento que estimula la regeneración celular para mejorar la calidad de la piel.

Es importante comenzar estos tratamientos con regularidad y pronto, para lograr los mejores resultados, comenta la Dra. Guerra Tapia. «Cada paciente debe tener su diseño de tratamiento. Cuando la piel está francamente envejecida, los resultados son insuficientes. Es mejor empezar pronto que tarde».

¿Qué pasa con nuestro pelo?

Durante la menopausia, el ciclo del pelo se ve afectado. La fase de crecimiento (anágena) se acorta, lo que ralentiza su desarrollo y provoca que el cabello sea más delgado y corto, resultando en una caída progresiva. A medida que se reduce la cantidad de estrógenos, también se produce un incremento de los andrógenos, lo que puede llevar a la aparición de vello en áreas no habituales, como la barba y el bigote. En cambio, el vello en las axilas y la zona pubiana disminuye, llegando incluso a perder más del 50 % de su densidad.

Este desajuste hormonal, junto con factores genéticos, puede desencadenar una alopecia androgenética femenina (FAGA), que no es exclusiva de la menopausia y puede comenzar a cualquier edad, incluso en la pubertad. La caída de cabello en este tipo de alopecia es continua y progresiva, por lo que un diagnóstico temprano es esencial para iniciar un tratamiento con minoxidil tópico y antiandrógenos sistémicos.

Otro tipo de caída capilar común en esta etapa es la alopecia frontal fibrosante (AFF), que se caracteriza por un retroceso gradual de la línea del cabello, a veces acompañado por la pérdida de cejas y vello corporal. Al igual que en el caso de la FAGA, un diagnóstico temprano es clave para frenar su avance y comenzar con el tratamiento adecuado.

¿Cómo se debe cuidar?

Los cambios hormonales impactan directamente en la salud del cabello y el cuero cabelludo. Es fundamental un tratamiento específico que generalmente incluye medicamentos, plasma rico en plaquetas y cuidados tópicos, dado que la cantidad de grasa en el cuero cabelludo cambia, su sensibilidad se ve alterada y la caída del cabello aumenta. Es recomendable consultar a un dermatólogo o tricólogo para determinar la mejor manera de tratar cada caso.

¿Existen soluciones?

En el caso de las alopecias avanzadas (FAGA y AFF), los tratamientos médicos pueden ser insuficientes. En estos casos, el trasplante capilar, una técnica mínimamente invasiva, puede ser la mejor opción para recuperar la densidad capilar de manera rápida y segura. Las técnicas más comunes incluyen el trasplante de microinjertos foliculares (técnicas FUT y FUE), que ofrecen buenos resultados en cuanto a restauración capilar.

Terapias celulares, como el plasma rico en plaquetas (PRP), también se están utilizando con resultados positivos en diferentes tipos de alopecia, incluidas la androgenética, difusa y areata. El plasma es una fracción de la sangre que, al ser centrifugada, acumula una gran cantidad de plaquetas con factores de crecimiento. Estas terapias suelen requerir varias sesiones, a menudo repetidas mensualmente y a los tres meses, aunque aún no existen estudios comparativos a gran escala sobre su efectividad.

Tratamientos y cuidados recomendados:

- **Suplementos nutricionales:** los suplementos con biotina, zinc, hierro y vitaminas del complejo B, como la B12 y el ácido fólico, pueden ser útiles para fortalecer el cabello y mejorar su salud en general.

- **Tratamientos tópicos:** el minoxidil, aprobado por la FDA, puede ser eficaz para estimular el crecimiento del cabello y frenar su caída. Es importante consultar con un dermatólogo para determinar si este tratamiento es adecuado.

- **Cuidado suave del cabello:** evitar el uso excesivo de calor (secadores, planchas) y tratamientos agresivos (como los tintes frecuentes) puede ayudar a prevenir la rotura y el daño del cabello. Se recomienda usar productos suaves y libres de sulfatos para un cuidado más saludable.

- **Estilo de vida saludable:** mantener una dieta equilibrada, hacer ejercicio regularmente y gestionar el estrés son factores que benefician la salud capilar. El estrés crónico puede afectar tanto la piel como el cabello, por lo que es útil practicar actividades como la meditación o el yoga para reducirlo.

- **Terapias hormonales:** en algunos casos, la terapia hormonal (THM) puede ayudar a equilibrar los niveles hormonales y, como consecuencia, mejorar la calidad y grosor del cabello. Sin embargo, esta opción debe ser evaluada cuidadosamente por un médico, especialmente si existen contraindicaciones de salud.

¿Qué pasa en la zona íntima a nivel de piel?

La piel genital también se ve afectada por los cambios hormonales, ya que contiene una gran cantidad de receptores estrogénicos. Como resultado, puede producirse atrofia vulvovaginal, que se puede tratar con hormonas sustitutivas y jabones menos agresivos.

La pérdida de estrógenos durante la menopausia es particularmente relevante para la piel genital, ya que puede provocar varios problemas, entre los que se incluyen:

- **Sequedad vaginal, sequedad de la mucosa vulvar:** es un problema común en la menopausia que impacta la calidad de vida de las pacientes. La falta de estrógenos causa la atrofia de la vagina y la vulva, lo que adelgaza el epitelio y lo hace más vulnerable a la irritación y las infecciones. Además, la microbiota vaginal se ve alterada, lo que reduce la capacidad de defensa contra infecciones. Los síntomas más comunes son sensación de ardor, picor y dolor durante las relaciones sexuales. Se pueden utilizar cremas humectantes o lubricantes a base de agua para aliviar la sequedad. También pueden utilizarse cremas con cosmecéuticos antiinflamatorios y/o anestésicos locales, o en algunos casos, tratamientos como la terapia de biorretroalimentación o incluso cirugía, explica la especialista en dermatología.

- **Liquen escleroso vulvar:** aunque no todas las mujeres en la menopausia desarrollan liquen escleroso vulvar, se ha observado un aumento de su incidencia en esta etapa. Las áreas más afectadas suelen ser la parte anterior de la vulva, alrededor del clítoris y la zona próxima al ano (la vagina no se afecta). La piel se vuelve más pálida, delgada y atrófica, y pueden aparecer lesiones debidas al rascado. Se pueden utilizar hidratantes genitales externos y lubricantes para las relaciones sexuales. En cualquier caso, son necesarias las revisiones con el dermatólogo para instaurar el tratamiento adecuado, dado que es un proceso crónico y es importante el seguimiento de cara a evitar que avance de forma rápida, explica la Dra. Guerra Tapia.

Dermocosmética natural

Durante la menopausia, los cambios hormonales afectan considerablemente la piel, alterando su grosor, hidratación, la regulación del manto lipídico y la pigmentación, lo que acelera el envejecimiento cutáneo. En este sentido, los ingredientes naturales pueden ser de gran ayuda para hidratar y regenerar la piel. Entre los más efectivos se encuentran los aceites vegetales, como el de rosa mosqueta, argán, sésamo, caléndula, espino amarillo y germen de trigo, junto con esteroles vegetales, ceramidas y otros lípidos como los de jojoba, karité, aguacate y escualeno vegetal.

Además, las plantas y algas con polisacáridos también son útiles para mejorar la hidratación y la salud de la piel. Los extractos con propiedades astringentes, reepitelizantes, calmantes y antiinflamatorias, como los de castaño de Indias, abedul, aciano y hamamelis, son ideales para mejorar la microcirculación cutánea y estimular la producción de colágeno. Otros ingredientes como la manzanilla, caléndula y centella tienen efectos antiinflamatorios y reepitelizantes, favoreciendo la regeneración de la piel.

Estrategias para gestionar los cambios emocionales y cognitivos

La menopausia es un tema recurrente en la psicoterapia. Con frecuencia, los terapeutas se encuentran en consulta a mujeres preocupadas por diversas razones relacionadas con esta etapa. Algunas consultan específicamente por las repercusiones psicológicas, mientras que otras lo hacen debido a cómo influye en otros aspectos de su bienestar. Retomando el discurso del capítulo 2, hay que asumir que nuestro cuerpo ahora es distinto (al igual que ocurre cuando termina la adolescencia) y no tiene sentido pretender volver atrás..., pero más importante todavía es asumir que el cambio verdaderamente importante es el cambio emocional y, si somos capaces de tomar conciencia de ello, podremos aprovechar al máximo la oportunidad que nos brinda este proceso para ser, por fin, nosotras mismas.

Un enfoque positivo y proactivo

Entender la menopausia desde una perspectiva positiva e informada puede marcar la diferencia, así que Marta Picó, terapeuta psicocorporal especializada en el acompañamiento de mujeres en menopausia, nos recuerda la importancia de...

- **Entender que la menopausia no es el fin de la mujer, sino solo el fin de la menstruación.** La menstruación es solo una fase de la vida; hay un antes (infancia y pubertad) y un después (madurez). La menopausia debe ser comprendida como una etapa más del ciclo de vida.

- **No todas las mujeres viven la menopausia de manera negativa.** Para algunas, puede ser un momento liberador, pues disfrutar de la sexualidad sin el temor al embarazo o liberarse de los malestares menstruales puede ser positivo. En muchos casos, «menos es más».

- **Los efectos psicológicos de la menopausia pueden durar más o menos tiempo dependiendo de cada mujer.** Sin embargo, estos no son permanentes. En muchos casos, los síntomas siguen un patrón cíclico similar al ciclo menstrual, lo que resalta la naturaleza transitoria de la etapa.

- **La información es clave.** Informarse sobre la menopausia ayuda a tener una perspectiva más clara y a afrontar mejor los cambios.

- **La comunicación es fundamental.** No hay que aislarse ni reprimir emociones. Compartir sentimientos con seres queridos o profesionales ayuda a procesar la experiencia.

- **Es importante enfocarse en solucionar los problemas concretos que vayan surgiendo.** Si la situación se vuelve abrumadora, consultar con un psicoterapeuta es una opción recomendable. Problemas como la resiliencia, las dificultades sexuales o la autoestima son tratables desde la psicoterapia.

- **Recordar que, si la menstruación se rige por la luna durante la etapa fértil, durante la menopausia la mujer se rige por sí misma.** Es un momento para descubrir nuevas facetas de la vida y reconectar con la propia identidad.

Prácticas para potenciar la salud mental, emocional y cognitiva durante la menopausia

Para aprovechar al máximo esta etapa, es esencial adoptar una serie de prácticas que favorezcan el bienestar general.

1. Conoce tus cambios hormonales y acepta la transición

Uno de los primeros pasos para manejar los cambios de la menopausia de forma positiva es entender lo que está ocurriendo en tu cuerpo. La disminución de los niveles de estrógeno y progesterona puede influir en el estado de ánimo, el sueño y la energía. Conocer estos cambios te permitirá comprender mejor tus emociones y reacciones.

Estrategia práctica: mantén un diario emocional. Anotar tus pensamientos y emociones te permitirá hacer un seguimiento de los cambios y de cómo estos afectan tu estado de ánimo y tu bienestar en general. Esto te ayudará a reconocer patrones y a gestionarlos mejor.

2. Practica la meditación y la respiración profunda

La meditación y las técnicas de respiración profunda son herramientas poderosas para reducir el estrés, mejorar la concentración y equilibrar las emociones. Estudios han demostrado que la meditación puede disminuir la ansiedad y mejorar la regulación emocional.

Estrategia práctica: dedica 10-15 minutos al día para practicar la meditación o la respiración profunda. Puedes empezar con ejercicios sencillos, como inhalar profundamente durante 4 segundos, mantener la respiración durante otros 4 y exhalar lentamente a lo largo de otros 4 segundos. Este simple ejercicio activa el sistema nervioso parasimpático, reduciendo el estrés.

3. Mantén una actividad física regular

El ejercicio es clave para mejorar la salud mental y emocional en todas las etapas de la vida, especialmente durante la menopausia. La actividad física aumenta la producción de endorfinas, las hormonas del bienestar, y ayuda a reducir los niveles de cortisol, la hormona del estrés.

Estrategia práctica: realiza ejercicio de forma regular. No se trata de hacer un entrenamiento intenso, sino de incorporar actividades que disfrutes. Caminar, nadar, practicar yoga o bailar son opciones excelentes. Comienza con 30 minutos de actividad moderada al menos 3-4 veces por semana. El ejercicio también mejora la calidad del sueño, lo que a su vez impacta positivamente en el bienestar emocional.

4. Establece una rutina de sueño reparador

Durante la menopausia, muchas mujeres experimentan trastornos del sueño debido a los cambios hormonales. La falta de sueño adecuado puede aumentar la irritabilidad, el estrés y afectar el estado de ánimo.

Estrategia práctica: establece una rutina de sueño regular. Intenta dormir entre 7 y 9 horas cada noche y sigue un horario consistente para acostarte y levantarte. Evita el uso de pantallas electrónicas (como el móvil o la televisión) al menos 30 minutos antes de dormir, ya que la luz azul puede interferir en la producción de melatonina, la hormona del sueño. También es útil practicar técnicas de relajación antes de dormir, como leer, escuchar música suave o hacer una pequeña meditación.

5. Fomenta una dieta equilibrada y nutritiva

Lo que comes tiene un impacto directo en cómo te sientes. Durante la menopausia, la salud nutricional es clave no solo para el bienestar físico, sino también para el bienestar emocional. Se recomienda una dieta rica en frutas, verduras, proteínas magras, grasas saludables (como las que provienen del aguacate, el aceite de oliva y los frutos secos) y carbohidratos integrales.

Estrategia práctica: incorpora alimentos ricos en fitoestrógenos, como la soja, el tofu, las semillas de lino y los garbanzos, que pueden ayudar a equilibrar los niveles hormonales. Además, asegúrate de consumir suficiente calcio y vitamina D, fundamentales para la salud ósea, y magnesio, que tiene propiedades relajantes y ayuda a reducir el estrés.

6. Construye un sistema de apoyo emocional

El apoyo social es esencial para la salud emocional en todas las etapas de la vida. Hablar con amigas, familiares o profesionales de la salud mental puede ayudarte a procesar los cambios emocionales que pueden acompañar la menopausia.

Estrategia práctica: busca grupos de apoyo, ya sea en línea o presenciales, donde puedas compartir tus experiencias y aprender de otras mujeres que están atravesando lo mismo. Si lo prefieres, también puedes considerar la terapia psicológica, donde un profesional puede ofrecerte herramientas para manejar los cambios emocionales de forma saludable.

7. Fomenta la autoaceptación y la autocompasión

A medida que envejecemos puede surgir la necesidad de redefinir nuestra identidad. La menopausia puede ser una excelente oportunidad para reencontrarte contigo misma y abrazar el proceso de envejecimiento con gratitud y aceptación.

Estrategia práctica: practica el autocuidado y la autoaceptación. Realiza actividades que te hagan sentir bien contigo misma, como leer, pintar, viajar o pasar tiempo al aire libre. La autocompasión también es fundamental: trata de ser amable y paciente contigo misma, especialmente cuando enfrentes momentos difíciles o incómodos. Recuerda que la menopausia es solo una etapa más en tu vida, no la define.

8. Haz de la relajación una prioridad

El estrés acumulado puede empeorar los síntomas de la menopausia, como los sofocos y las alteraciones del sueño. Incluir prácticas relajantes en tu vida diaria es esencial para mantener tu bienestar mental y emocional.

Estrategia práctica: dedica tiempo cada día para relajarte, ya sea tomando un baño caliente, practicando yoga, o simplemente disfrutando de un momento tranquilo para ti misma. Recuerda que relajarte no es un lujo, sino una necesidad para equilibrar tu salud física y emocional.

9. Mantén una actitud positiva

Es especialmente importante entender que la menopausia no es ninguna enfermedad, sino que es un cambio más que viene con la vida y con la edad. Al igual que el embarazo o la primera regla, la menopausia es un proceso que conlleva toda una serie de cambios físicos, hormonales y psicológicos que harán que te enfrentes a un nuevo desafío con tu cuerpo. Aprender a aceptar el cambio y entender que tu cuerpo está cambiando, resultará esencial para mantener tu autoestima. Recuerda que no cambia tu persona, ni quién eres, simplemente es el fin de la etapa reproductiva, y el comienzo de una nueva era (¡que puede ser hasta mucho mejor!).

10. Sé paciente contigo misma
Lo más importante de todo: aprende a ser paciente y respeta tu propio ritmo. La menopausia, al igual que cualquier otra etapa de la vida, tiene sus propios desafíos y puede generar mucha angustia. Por ello, es importante aprender a aceptar los cambios que están ocurriendo en tu cuerpo, y evitar compararte con cómo eras «antes». Recuerda que sigues siendo la misma mujer de siempre, solo ha cambiado tu capacidad reproductiva.

11. Explora nuevas formas de intimidad con tu pareja
En momentos delicados como este, es importante tener una comunicación abierta y activa con tu pareja. Es complicado entender todo lo que está ocurriendo en tu cuerpo, por lo que es clave estar bien informado y contar con recursos para ello. Si vuestra sexualidad se ha visto afectada, es bueno buscar nuevas formas de recuperar la intimidad: empieza por comunicar qué necesitas, qué te apetece, qué no... Tu salud y tus necesidades son una prioridad, y deben ser escuchadas y respetadas. No tengas miedo a probar cosas nuevas, a recurrir a la masturbación, a lubricantes o juguetes sexuales, ¡todo puede servirte y ayudarte a sentir placer!

PSICOTERAPIA Y/O AYUDA MÉDICA PROFESIONAL

Si tus problemas son muy persistentes en el tiempo y notas que no hay avances, nunca está de más buscar ayuda terapéutica. Hay muchos beneficios derivados de acudir a terapia, y así como gran variedad de terapias que te podrían ayudar (terapia cognitivo conductual, técnicas de relajación, terapia de pareja...). Un profesional de la psicología puede proporcionarte las herramientas para trabajar tu autoestima y aceptación, así como también te ayudará a aliviar posibles trastornos como la depresión o la ansiedad. Por otra parte, si tus molestias físicas son muy constantes, no dudes en acudir a tu médico de confianza, o a tu ginecólogo o ginecóloga. A menudo, los déficits hormonales (como los estrógenos), pueden generar muchos síntomas molestos como la sequedad vaginal o dispareunia, y por ello la terapia hormonal sustitutiva (THS) puede serte de gran ayuda. Baraja con tu médico todas las opciones que puedan existir a tu alcance, y no te cierres a probar todo aquello que pueda resultar beneficioso para ti.

Observar tus pensamientos

Una manera muy útil de detener el bombardeo constante de pensamientos inútiles y las emociones que vienen con ellos, es practicar la atención plena. Este método ayuda a manejar los sentimientos de tristeza o bajo estado de ánimo. Consiste en prestar más atención al momento presente: a lo que ves, escuchas y hueles a tu alrededor, así como a tus pensamientos y sentimientos en ese momento. Esto puede mejorar tu bienestar mental. En lugar de quedarte atrapada en tus pensamientos, intenta reconectar con cómo se siente tu cuerpo en tu entorno. Poco a poco, puedes aprender a reconocer cuándo tus pensamientos empiezan a dominarte y recordar que solo son pensamientos, no verdades que te controlan. La meditación de atención plena suele implicar sentarse en silencio, escuchar los sonidos, prestar atención a tu respiración o a las sensaciones en tu cuerpo, y redirigir tu atención cada vez que tu mente divaga. Hay muchas aplicaciones excelentes para practicarla, y actividades como el yoga o el taichí también pueden ayudarte a ser más consciente de tu respiración y a relajar tu cuerpo.

- Otra parte importante para manejar tus pensamientos es ser amable contigo misma. Observa si tu diálogo interno no es útil y desafíalo. Pregúntate: «¿Eso lo diría un amigo mío?» o «¿Hablaría así con mis amigos?». La bondad y la compasión deben extenderse a ti misma, no solo a los demás. Recuerda que solo porque pienses algo, no significa que sea verdad.

- También puedes ofrecerte esa misma bondad y comprensión en relación con tus sentimientos. Trata de no sumergirte en emociones negativas, obsérvalas con curiosidad, intenta entender por qué te sientes así, y luego sé empática contigo misma.

- Otra práctica que puede ayudarte es la gratitud. Intenta anotar las cosas por las que estás agradecida, ya sea sobre ti misma, las personas que te rodean o las cosas que tienes. Incluso las pequeñas cosas, como preparar una taza de té, pueden marcar la diferencia en cómo te sientes al final del día. Cuando te enfocas en agradecer las pequeñas cosas, puede mejorar mucho tu estado de ánimo.

- Por último, reconectarte con tus valores y lo que le da sentido a tu vida también puede ser muy útil. Ayudar a los demás, ya sea como voluntaria en tu comunidad, apoyando una causa que te importe, participando en campañas o luchando contra la injusticia social, puede reforzar tu sentido de valía. Muchas personas encuentran que involucrarse en algo que trasciende sus roles habituales, como ser madre, pareja o hija, les da un propósito y un sentido más profundo.

Buscar apoyo en los demás

Nadie espera atravesar la peri o menopausia sin tomarse un momento para apoyarse en quienes lo rodean. Es muy saludable hablar con alguien sobre las emociones difíciles que puedas estar experimentando. Compartir lo que sientes con otra persona puede aliviar mucho la carga.

- **Conectarte con otras personas.** A veces, lo último que quieres es salir y socializar, y eso está bien de vez en cuando. Pero mantener el contacto con amigos, unirte a un club, ir a un bar o simplemente pasar tiempo en casa de alguien cercano, es fundamental para evitar sentirte aislada. Además, estas conexiones pueden fortalecer tu sistema inmunológico (¡en tiempos sin COVID!) y mejorar cómo te sientes en general. Estar con personas que comparten tus intereses o valores, o que disfrutan de tus mismos pasatiempos, puede darte ese sentido de propósito y ayudarte a definir quién eres, incluso si te sientes un poco tambaleante.

- **Recibir apoyo emocional.** Hablar en profundidad con alguien que también esté pasando por la peri o menopausia puede marcar una gran diferencia. Compartir tus experiencias te hará sentir que no estás sola en esto. Encontrar una red de apoyo puede ayudarte a entender mejor todos los cambios en tu cuerpo y emociones. Tener amigas que hayan pasado por lo mismo puede darte esperanza y motivación para hacer cambios en tu vida, como dejar de fumar o ser más activa, ya que te sentirás acompañada y comprendida. Si tienes una pareja que te quiere y te apoya, intenta ser honesta con ella sobre cómo te sientes y qué necesitas. Conectarte emocionalmente y tener pequeños gestos de cariño, como un abrazo, puede ser como presionar un botón de reinicio en tus sentimientos y también ayuda a que tu cuerpo libere hormonas que mejoran tu estado de ánimo. Si no te sientes cómoda hablando con tu pareja o no tienes amigos o familiares cercanos, no dudes en buscar ayuda profesional. Un especialista puede ayudarte a entender lo que estás viviendo y ofrecerte herramientas para manejar esas emociones que a veces parecen abrumadoras.

- **En el trabajo.** Ya sea que trabajes fuera de casa o desde allí, es buena idea contarle a alguien en tu entorno laboral si estás atravesando momentos difíciles emocionalmente. Saber que tus colegas entienden que puedes tener días bajos o sentirte ansiosa puede hacer que sean más comprensivos. Si necesitas reducir el estrés, habla con tu jefe y cuéntale cómo la peri o menopausia te está afectando. Esto puede facilitar que te apoyen, quizás permitiéndote tomar descansos más frecuentes o ajustar tus tareas para que te sea más fácil concentrarte y no sentirte tan agobiada. Pequeños cambios así pueden marcar una gran diferencia en cómo te sientes en tu día a día.

Priorizar la conexión psicocorporal

Una de las claves para transitar con éxito por la menopausia es la reconexión con el cuerpo, comenta Marta Picó. A lo largo de la vida, las mujeres suelen priorizar las necesidades externas, como las demandas laborales o familiares, sin escuchar las señales que su cuerpo les envía. La menopausia trae consigo una serie de cambios físicos que nos invitan a ponernos en contacto con nuestras necesidades. El insomnio, los sofocos o el aumento de peso pueden ser indicativos de desequilibrios más profundos, como estrés, ansiedad o insatisfacción.

Practicar el autoconocimiento y la conexión psicocorporal es fundamental. Terapias como el yoga, el taichí, o el shiatsu, entre otras, ofrecen maneras de integrar cuerpo y mente, promoviendo la relajación, la liberación emocional y el equilibrio. La conexión con el cuerpo permite a la mujer comprender sus emociones, gestionar sus respuestas a los cambios hormonales y encontrar un estado de bienestar general.

*1. **Mindfulness** (atención plena) para la regulación emocional*

El *mindfulness* o la atención plena es una técnica de meditación que se centra en estar plenamente presente en el momento sin juicio. Practicar *mindfulness* ayuda a reducir el estrés, mejorar la concentración y gestionar las emociones, lo cual es especialmente beneficioso durante la menopausia, cuando los cambios hormonales pueden alterar el estado de ánimo y aumentar la ansiedad.

Estrategia práctica:

- Dedica unos minutos al día para practicar *mindfulness*. Puedes hacerlo en cualquier momento del día: al levantarte, antes de acostarte o incluso durante tus actividades diarias. Simplemente concéntrate en tu respiración y en los sentimientos que surgen sin tratar de cambiarlos.
- Si sientes que te sobrepasan las emociones, toma un «momento *mindful*». Detén lo que estás haciendo y observa con atención tu entorno, tu respiración y tu cuerpo. Esto puede ayudarte a liberar el estrés de manera inmediata.

2. *Journaling* o escritura terapéutica

Escribir sobre tus pensamientos, emociones y experiencias puede ser una herramienta poderosa para el autoconocimiento y la liberación emocional. El *journaling* o escritura terapéutica ayuda a organizar las emociones, clarificar preocupaciones y reducir la ansiedad. Además, puede ser una manera efectiva de comprender cómo los cambios de la menopausia están afectando tu salud mental y emocional.

Estrategia práctica:

- Dedica 10-15 minutos al día para escribir. Puedes enfocarte en tus emociones, preocupaciones, sueños o incluso tus logros. Si te resulta útil, escribe sobre cómo estás viviendo la menopausia y qué cambios has notado en tu cuerpo o mente.
- También puedes escribir afirmaciones positivas que te ayuden a mantenerte centrada, como: «Mi cuerpo está cambiando de manera natural y positiva», o «Soy capaz de gestionar mi salud emocional con calma y paciencia».

3. Terapias alternativas: acupuntura y aromaterapia

La acupuntura y la aromaterapia son prácticas que pueden aliviar muchos de los síntomas asociados con la menopausia, como los sofocos, la ansiedad y las alteraciones del sueño. Ambas terapias se centran en equilibrar la energía del cuerpo, promoviendo la relajación y el bienestar general.

Estrategia práctica:

- Considera probar la acupuntura con un profesional certificado. Hay estudios que muestran que la acupuntura puede ayudar a reducir los sofocos y mejorar la calidad del sueño durante la menopausia.
- La aromaterapia puede ser útil para reducir la ansiedad. Aceites esenciales como la lavanda, la manzanilla y el sándalo tienen propiedades calmantes. Puedes usar un difusor de aceites esenciales o añadir unas gotas de aceite en un baño relajante.

4. Técnicas de relajación muscular progresiva (PMR)

La relajación muscular progresiva (PMR) es una técnica de relajación que ayuda a reducir la tensión y el estrés, promoviendo un estado de calma. Se basa en alternar la contracción y relajación de los músculos de todo el cuerpo, lo que permite liberar la tensión acumulada.

Estrategia práctica:

- Si te sientes estresada o ansiosa, dedica 10-20 minutos a realizar una sesión de PMR. Empieza por los dedos de los pies y trabaja hacia arriba, tensando y relajando cada grupo muscular, de pies a cabeza. Esto no solo reduce la tensión, sino que también mejora la conexión entre cuerpo y mente.

5. Establecer objetivos personales y mantener la motivación

Durante la menopausia puede ser útil fijarte objetivos personales que te den una sensación de propósito y control sobre tu vida. Estos objetivos pueden estar relacionados con tu salud, carrera, relaciones o desarrollo personal.

Estrategia práctica:

- Haz una lista de metas que quieras alcanzar en esta etapa de tu vida. Pueden ser metas pequeñas (como caminar diez mil pasos al día) o más grandes (como aprender una nueva habilidad o comenzar un *hobby*).
- Desglosa tus metas en pasos alcanzables y celebra cada logro, por pequeño que sea. Esto ayudará a mantener tu motivación alta y a reforzar tu autoestima durante esta transición.

6. Terapia cognitivo-conductual (TCC)

La terapia cognitivo-conductual (TCC) es una forma de tratamiento que puede ser útil para gestionar los síntomas de ansiedad y depresión que algunas mujeres experimentan durante la menopausia. La TCC te ayuda a identificar pensamientos negativos o destructivos y a reemplazarlos por pensamientos más equilibrados y realistas.

Estrategia práctica:

- Si experimentas pensamientos negativos frecuentes (por ejemplo, «Nunca voy a sentirme bien otra vez» o «Mis síntomas no tienen solución»), considera hablar con un terapeuta cognitivo-conductual. A través de este tipo de terapia aprenderás a desafiar estos pensamientos y a adoptar una visión más positiva de ti misma.

7. Técnicas de visualización y afirmaciones positivas

La visualización es una técnica en la que te imaginas a ti misma alcanzando tus metas o superando tus dificultades. Esta práctica es útil para reducir el estrés y aumentar el bienestar emocional. Las afirmaciones positivas, por su parte, son frases que puedes repetirte para fomentar una mentalidad positiva y empoderada.

Estrategia práctica:

- Dedica unos minutos al día para practicar la visualización. Imagina cómo te gustaría sentirte durante esta etapa de la menopausia: saludable, equilibrada, llena de energía y confianza.
- Acompaña esta visualización con afirmaciones positivas, como: «Estoy en control de mi salud y mi bienestar», «Mi cuerpo está evolucionando de manera natural y positiva», «Soy capaz de adaptarme a los cambios con fuerza y sabiduría».

8. Ríe más, la risa es un gran aliado

La risa no solo es un excelente medio para liberar tensiones, sino que también tiene efectos positivos sobre la salud mental. Durante la menopausia, es fundamental incorporar momentos de alegría y diversión para reducir los efectos del estrés y mejorar el estado de ánimo.

Estrategia práctica:

- Rodearte de situaciones y personas que te hagan reír. Ver una película divertida, leer un libro cómico o disfrutar de la compañía de amigos cercanos pueden ser excelentes remedios naturales para el estrés.
- Practicar la risa con ejercicios de yoga de la risa, una técnica que combina la risa forzada con ejercicios de respiración, puede ser una forma divertida de reducir la ansiedad y aumentar tu bienestar.

En conclusión, afrontar los aspectos emocionales y cognitivos de la menopausia requiere de una actitud abierta, paciencia y el uso de herramientas prácticas que faciliten el bienestar integral. Incorporar técnicas de relajación, *mindfulness* y ejercicio físico regular puede ayudar a reducir el estrés y mejorar el estado de ánimo. Además, mantener una comunicación honesta con seres queridos y buscar apoyo profesional cuando sea necesario son pasos fundamentales para afrontar esta etapa con confianza. Recordemos que cada mujer vive la menopausia de manera única, y contar con estrategias adaptadas a nuestras necesidades nos permitirá transitarla con mayor tranquilidad, fortaleciendo nuestra autoestima y promoviendo un equilibrio emocional duradero.

Cómo abordar y gestionar los cambios en la salud sexual durante la menopausia

La menopausia puede influir en la vida sexual de las mujeres de diversas maneras, aunque no todas experimentan los mismos cambios. La manera en cómo afecta en esta etapa no solo va a depender de los cambios a nivel hormonal que, evidentemente, impactan a nivel genito-urinario, de envejecimiento de la respuesta sexual, de excitación y de sensación de placer que tiene que ver con elementos vasculares y musculares, hay más sequedad, sino que también juega un papel básico el factor social y emocional de cada mujer. Cómo ha sido su historia sexual, de dónde viene… pues quizás hay situaciones como el bajo deseo sexual o el dolor en las relaciones que ya venían de antes. También influyen los rasgos de personalidad y cómo enfrentamos las dificultades en la vida y en la esfera sexual. Por ejemplo, si tenemos rasgos más sobreexigentes, si somos más controladoras, si lo hemos consultado en el pasado y no nos hemos sentido atendidas o escuchadas… Todo esto afecta a la vivencia de la sexualidad en la menopausia, explica la Dra. Constanza Bartolucci, médica especialista en salud sexual. Además, no hemos tenido una educación sexual como tal y esto también lo complica, añade. El cómo lo vivimos, cómo lo comunicamos…

A continuación, repasaremos las herramientas y opciones que tenemos a nuestro alcance y que nos pueden acompañar en esta etapa para vivir una sexualidad plena y hacer frente a las situaciones que puedan darse.

Un desafío placentero

La menopausia no tiene por qué marcar el fin de una vida sexual plena. Al contrario, con herramientas adecuadas como la comunicación abierta, el autocuidado y el acompañamiento profesional, es posible vivir esta etapa con satisfacción y bienestar.

En palabras de la Dra. Bartolucci, el impacto de la menopausia sobre la sexualidad es muy variable y depende en gran medida de la historia sexual previa de cada mujer. «La manera en que nos afecta tiene que ver con cómo hemos vivido la sexualidad antes. Si ha sido una parte importante y placentera de nuestra vida, es más probable que, a pesar de los cambios, podamos adaptarnos y seguir disfrutándola», explica.

Sin embargo, también ocurre lo contrario: algunas mujeres llegan a esta etapa sin haberle dado un lugar relevante a su sexualidad, ya sea por experiencias negativas, falta de educación sexual o simplemente desinterés. En esos casos, los cambios hormonales y emocionales pueden ser más difíciles de afrontar. Aun así, aclara la especialista, esto no significa que sea tarde para empezar: muchas mujeres consultan en la menopausia con el deseo de explorar, descubrir y desarrollar una sexualidad más consciente y placentera.

«Cuando hablo de autoconocimiento, no me refiero únicamente a la masturbación —aclara la especialista—, sino a una revisión más profunda: quiénes somos hoy, cómo nos sentimos y qué deseamos en esta nueva etapa, también en el plano sexual». La menopausia, lejos de ser solo un cierre, puede ser una oportunidad para redescubrirse y encontrar nuevas formas de conexión consigo misma y con otras personas.

Los cambios físicos, claro está, existen: la caída de estrógenos puede causar sequedad vaginal, disminución del deseo sexual o una respuesta más lenta, junto con síntomas como insomnio, irritabilidad o cambios de ánimo. Pero no todas las mujeres experimentan estos síntomas con la misma intensidad —o siquiera los presentan—, y el modo de vivirlos depende también del contexto emocional, social y relacional.

La imagen corporal, la calidad de la relación de pareja, el estrés y la comunicación son factores que inciden fuertemente en cómo se transita esta etapa. Por eso, hablar de salud sexual en la menopausia implica mucho más que atender los aspectos físicos: se trata de mirar a la mujer en su totalidad, con sus deseos, su historia y su momento vital.

Beneficios de una vida sexual plena: cuerpo y mente en armonía

La Dra. Bartolucci destaca que la sexualidad cumple tres funciones esenciales:

- **Placer y bienestar físico y mental:** el sexo no es solo una cuestión de reproducción, sino una fuente de bienestar físico y emocional.
- **Comunicación:** la sexualidad es una forma profunda de comunicación, tanto con uno mismo como con la pareja.
- **Reproducción:** aunque la función reproductiva se ve afectada con la menopausia, las dos primeras funciones siguen siendo relevantes e importantes.

Aquí nos detendremos en el primer punto: la sexualidad no solo es fuente de placer, sino que también es salud física y mental. Mantener una vida sexual activa y satisfactoria en la madurez —ya sea en pareja o en solitario— tiene múltiples beneficios, tanto físicos como emocionales. A menudo, en la etapa de la menopausia, muchas mujeres experimentan cambios hormonales, físicos o de deseo que pueden afectar su vida íntima. Pero lejos de ser un final, esta etapa puede ser un renacer sexual, más libre, más consciente y más conectada con el propio cuerpo.

Una vida sexual plena no solo es placentera, sino también terapéutica. En la menopausia, el deseo puede cambiar, pero no desaparecer. Adaptarse a esos cambios, hablar abiertamente de ellos y explorar nuevas formas de intimidad es clave para vivir esta etapa con plenitud. El placer también es salud.

Beneficios físicos

- **Mejora la salud cardiovascular:** durante el sexo se estimula el sistema circulatorio, se eleva la frecuencia cardíaca y se favorece la oxigenación del cuerpo, lo que contribuye al bienestar general y a la salud del corazón.
- **Fortalece el suelo pélvico:** las contracciones musculares durante el orgasmo fortalecen los músculos del suelo pélvico, lo que ayuda a prevenir la incontinencia urinaria y mejora el control muscular.
- **Alivio del dolor:** durante el orgasmo se liberan endorfinas y oxitocina, que actúan como analgésicos naturales. Muchas mujeres notan alivio de dolores menstruales, articulares o de cabeza tras el sexo.
- **Mejora del sueño:** tras la actividad sexual, el cuerpo entra en un estado de relajación profunda que favorece un sueño más reparador, gracias a la liberación de hormonas como la prolactina.
- **Aumento de la lubricación natural y elasticidad vaginal:** las relaciones sexuales frecuentes estimulan el flujo sanguíneo en la zona genital, lo que ayuda a mantener la elasticidad vaginal y a reducir la sequedad, común en la menopausia.

Beneficios mentales y emocionales

- **Reducción del estrés y la ansiedad:** el sexo es una potente herramienta para liberar tensiones. La intimidad, el contacto físico y la conexión emocional generan un efecto calmante en el sistema nervioso.

- **Mejora del estado de ánimo:** las hormonas que se liberan durante el sexo (endorfinas, oxitocina, dopamina) generan sensaciones de bienestar, apego y felicidad, actuando como antidepresivos naturales.
- **Refuerzo de la autoestima y la imagen corporal:** sentirse deseada, activa y conectada con el placer mejora la percepción de una misma, algo especialmente importante en una etapa en la que muchas mujeres se sienten invisibles o inseguras.
- **Fortalecimiento del vínculo de pareja:** en una relación, mantener una vida sexual activa puede reforzar la conexión emocional, la complicidad y la comunicación. Pero también es importante saber que la sexualidad plena no depende necesariamente de tener pareja.
- **Mayor conexión con el cuerpo y el placer:** la madurez ofrece una oportunidad única para redescubrir la sexualidad sin presiones, con más libertad, conocimiento del propio cuerpo y sin la preocupación por la fertilidad.

El papel de la comunicación y el autocuidado en la salud sexual durante la menopausia

Una de las claves para mantener una vida sexual saludable durante la menopausia es la comunicación abierta con la pareja. Según la Dra. Bartolucci, «hablar sobre sexualidad es fundamental» para evitar malentendidos, tensiones y fortalecer la relación íntima. Algunos temas importantes que pueden abordarse incluyen:

- Lo que te resulta placentero o incómodo durante el sexo.
- Cuándo te sientes más relajada o cómoda.
- Posiciones que te resulten más cómodas.
- Si necesitas más tiempo para excitarte.
- Preocupaciones sobre tu apariencia.
- Otras formas de intimidad que no impliquen penetración, como el sexo oral o masajes.

Si te resulta difícil hablar sobre estos temas, consultar a un terapeuta sexual o sexólogo puede ser útil.

El autocuidado: un aspecto esencial

El autocuidado es otro pilar fundamental para mejorar la salud sexual durante la menopausia. Y dentro del autocuidado está el autoconocimiento, es decir, conocer mis inductores de la respuesta sexual, ¿qué cosas activan mi deseo y mi excitación?, ¿cómo disfruto de la sexualidad actualmente (tanto individual como compartida)?, ¿tengo espacios para poder explorar mi sexualidad y redescubrir qué disfruto?, etc.

Además, mantener una dieta saludable y practicar ejercicio regularmente mejora la circulación sanguínea y el bienestar general.

En cuanto a las opciones médicas, los tratamientos hormonales pueden ser eficaces para aliviar síntomas comunes como la sequedad vaginal o el dolor, lo que indirectamente podría impactar en el deseo. También existen hidratantes vulvares y vaginales que ayudan a reducir molestias, al igual que la fisioterapia pélvica puede ser beneficiosa para abordar problemas de dolor según lo que lo esté provocando.

Ejercicio práctico: comunicación sobre el deseo sexual

Este ejercicio tiene como objetivo mejorar la comunicación sobre el deseo sexual en la menopausia. Los pasos son los siguientes:

1. **Encuentra un momento tranquilo:** busca un espacio en que ambos puedan hablar sin interrupciones.
2. **Haz una lista de tus necesidades:** escribe lo que te gustaría explorar o cambiar en tu vida sexual, como:
   - «Me gustaría que prestaras más atención a los juegos previos».
   - «Quiero sentirme más conectada antes del sexo».
   - «Me gustaría explorar nuevas formas de intimidad».

3. **Comunica con asertividad:** muchas veces hablar de sexualidad es difícil, ya que, al no haber tenido educación sexual, nos podemos sentir inseguros, poco hábiles, torpes, etc. Y es importante que cuidemos también a quien recibe ese mensaje.
4. **Comparte tus pensamientos con tu pareja de manera abierta y sin juzgarte:** por ejemplo: «He estado pensando en mi vida sexual y creo que…».
5. **Escucha a tu pareja:** anímale a compartir también sus pensamientos y deseos. Recuerda que la sexualidad es un proceso de crecimiento mutuo, especialmente en la menopausia.

Este ejercicio busca fomentar una comunicación abierta y respetuosa, lo que puede mejorar la vida sexual, teniendo en cuenta los cambios y necesidades de ambos.

Superar los desafíos: consultar a un profesional

Cuando los síntomas de la menopausia, como la sequedad vaginal, la incontinencia urinaria o la falta de deseo sexual, interfieren con la vida sexual y causan incomodidad o dolor, es importante buscar ayuda profesional. Existen diversas opciones de tratamiento para aliviar estos síntomas y mejorar la calidad de vida sexual.

Es fundamental recordar que la sexualidad es algo personal, y no hay una única forma de vivirla. Algunas mujeres deciden no tener relaciones sexuales, lo cual es una elección válida si está basada en el bienestar físico y emocional.

Rompiendo mitos: ¿se puede vivir sin sexo?

Uno de los mitos más comunes es que la menopausia significa el fin de la vida sexual. La Dra. Bartolucci destaca que:

- Es posible tener una vida sexual plena y satisfactoria en la menopausia.
- Sin duda, la sexualidad y el placer son fundamentales para la salud y el bienestar.

- Sin embargo, hay mujeres que deciden no tener relaciones sexuales (individuales o compartidas) y, en el caso de estar en una relación, disfrutar de forma satisfactoria de otras formas de intimidad, conexión emocional y afecto, lo que por supuesto que debemos respetar.
- De todas formas, es importante explorar qué hay detrás de esa decisión y que no esté teniendo un impacto negativo en ella o sus vínculos. Además, es importante valorar que esa decisión no esté influenciada por resignación a cambios o molestias que no estamos sabiendo cómo gestionar y que tiene solución (lo que puede ser el caso en algunas situaciones, no todas, por supuesto).

¿Qué hacer si los problemas sexuales persisten?

Si los problemas sexuales continúan durante la menopausia, la Dra. Bartolucci recomienda consultar a un especialista en salud sexual. «No hay que esperar años para buscar ayuda», afirma. A través de terapia sexual, acondicionamiento psicológico y tratamientos hormonales o físicos, muchas mujeres pueden recuperar o mejorar su vida sexual.

Actividades para la práctica: reflexión y autoconocimiento

Este ejercicio tiene como objetivo cuestionar las creencias que limitan la sexualidad en esta etapa y fomentar una mentalidad más abierta y saludable.

1. **Haz una lista:** tómate unos minutos para escribir tus creencias o pensamientos sobre el sexo después de la menopausia. Ejemplos:
    - «Ya no soy atractiva para mi pareja».
    - «El sexo ya no es lo mismo, ya no es importante».
    - «Soy demasiado mayor para disfrutar del sexo».
2. **Cuestiona esas creencias:** reflexiona sobre su origen y evidencia. Pregúntate:
    - ¿De dónde provienen estas creencias?

- ¿Qué evidencia tengo de que estas ideas son ciertas o no?
- ¿Qué otras formas de ver la sexualidad podrían existir?

3. **Reemplaza las creencias limitantes:** escribe tres afirmaciones positivas que te ayuden a sentirte más libre y abierta a la sexualidad, como:
   - «Mi cuerpo sigue siendo capaz de disfrutar del placer».
   - «La menopausia es solo una nueva etapa llena de posibilidades».
   - «El placer no tiene edad».
4. **Revisa regularmente:** lee esta lista cada vez que necesites un recordatorio de que tu sexualidad sigue siendo válida en cualquier etapa de la vida.

El autoconocimiento como base del placer

Recuerda que la menopausia es solo una etapa más, y en ella puedes seguir siendo una mujer con deseo y capaz de disfrutar del placer. No dejes que los tabúes o los miedos te frenen. Reflexiona, comunícate y conéctate con tu cuerpo. El placer y el deseo siempre pueden formar parte de tu vida, y esta etapa es solo una nueva forma de vivirlo.

Preguntas de reflexión para el autoconocimiento sexual

Estas preguntas están diseñadas para ayudar a las lectoras a conectar con sus pensamientos, deseos y emociones sobre su vida sexual durante la menopausia. Pueden responderlas en su diario o reflexionar sobre ellas de manera informal:

1. ¿Cómo te sientes sobre tu cuerpo ahora que estás atravesando la menopausia? Reflexiona sobre los cambios y cómo percibes tu cuerpo. ¿Te sientes diferente físicamente? ¿Ha cambiado tu imagen corporal?
2. ¿Qué cambios has notado en tu deseo sexual desde que comenzaste la menopausia? Reflexiona sobre cómo ha cambiado tu

libido. ¿Es una disminución, un cambio de enfoque o una redistribución de tus deseos?

3. ¿Qué tipo de placer disfrutas más hoy en día? Piensa en si tus fuentes de placer siguen siendo las mismas o si has descubierto nuevas formas de disfrutar, ya sea sola o con tu pareja.
4. ¿Qué obstáculos sientes que afectan tu vida sexual? Reflexiona sobre los factores físicos, emocionales o sociales que te impiden disfrutar plenamente del sexo. ¿Hay algo que desees cambiar o mejorar?
5. ¿Qué significa para ti una vida sexual satisfactoria en esta etapa de tu vida? Reflexiona sobre tus expectativas emocionales y físicas sobre una vida sexual plena en la menopausia.
6. ¿Cómo te gustaría que fuera tu relación sexual dentro de 5 años? Imagina el futuro y reflexiona sobre lo que te gustaría experimentar en tu vida sexual en los próximos años.

¿Debes seguir usando prácticas de sexo seguro después de la menopausia?

Sí, es fundamental seguir utilizando protección, especialmente si no estás en una relación monógama. Si lo estás, asegúrate de que ambos se hayan realizado las pruebas necesarias de ITS antes de dejar de usarlo. Aunque la menopausia elimina el riesgo de embarazo, el riesgo de contraer infecciones de transmisión sexual sigue siendo alto debido a la mayor vulnerabilidad de la vagina tras la menopausia. La sequedad vaginal puede aumentar el riesgo de pequeñas lesiones durante el sexo, lo que facilita la transmisión de infecciones. Por lo tanto, el uso de preservativos sigue siendo la mejor forma de protección.

En conclusión, el ABC de cómo cuidar y mejorar la salud sexual en la menopausia

La salud sexual durante la menopausia no solo puede mantenerse, sino que puede transformarse y enriquecerse. Integrar el autocuidado físico, la atención emocional y las herramientas adecuadas permite a cada mujer vivir su sexualidad de manera plena, placentera y a su propio ritmo. La clave está en conocerse, adaptarse a los cambios y no tener miedo de pedir ayuda ni de explorar nuevas formas de conexión con una misma y con la pareja.

Movimiento y bienestar físico: aliados del deseo

El ejercicio regular es una de las mejores herramientas para mantener una vida sexual saludable. Mejora la circulación, eleva el estado de ánimo, favorece la imagen corporal y reduce el estrés, factores que influyen directamente en el deseo y la respuesta sexual. Actividades como caminar, nadar o practicar yoga también ayudan a mantener la flexibilidad y fortalecer los músculos del suelo pélvico, lo cual es clave para mejorar el placer y prevenir molestias.

Además, evitar el tabaco, moderar el consumo de alcohol y cuidar la alimentación juegan un papel importante. El tabaquismo afecta el flujo sanguíneo vaginal y el alcohol puede entorpecer la respuesta sexual. Por su parte, una dieta equilibrada rica en fitoestrógenos (presentes en alimentos como la soja, las semillas o los frutos secos) puede contribuir al equilibrio hormonal.

Deja ir a tu yo del pasado y acepta quién eres ahora

Es normal que ya no seas fértil, y es probable que tampoco tengas el mismo cuerpo que hace unos años, pero nada de eso es necesario para sentirte feliz y realizada. Da igual la edad que tengas y cómo sea tu cuerpo, no dejas de ser una mujer completa, independiente, con tus necesidades y en todo el derecho de disfrutar de la vida y de tu sexualidad como siempre lo has hecho. Es importante que intentes ver el paso del tiempo como algo natural y que no te hundas en las comparaciones con el pasado.

No te compares con las demás, ni mucho menos con los cánones de belleza de la sociedad

Solo tú eres tú, y nadie más merece compararse contigo. No focalices tu atención en los cánones de belleza, pues no son saludables ni tampoco realistas. Además, con la cantidad de recursos que existen hoy en día para modificar la estética, pocas veces vemos la realidad de un cuerpo a nuestra edad. Así que apréciate tal y como eres, ¡porque eres única!

Comunícate de forma activa

La comunicación es muy importante, hablar de lo que te preocupa (ya sea con tu pareja, con amigos, o con alguien de confianza) puede ayudar a que tu autoestima mejore. Además, es esencial tener una comunicación activa y sana con tu pareja. Coméntale cómo te sientes y qué esperas de vuestra sexualidad. Hablar sobre tus deseos, miedos y/o preocupaciones con tu pareja puede ayudaros a disfrutar mejor de vuestra intimidad sexual.

Redescubre el placer: nuevas formas de intimidad

La sexualidad no se limita a la penetración ni a una única forma de experimentar el deseo. Es importante abrirse a nuevas posibilidades que se adapten a los cambios del cuerpo. Algunas sugerencias incluyen:

- Explorar nuevas zonas erógenas o fantasías.
- Incorporar juguetes sexuales para estimular el placer y facilitar la lubricación.
- Cambiar las rutinas sexuales, priorizando la conexión, el juego y el disfrute mutuo.

Muchas mujeres descubren que, al liberarse de ciertos mandatos culturales o reproductivos, pueden vivir su sexualidad de forma más plena y consciente. Explora con tu pareja sobre los gustos de cada uno y coméntale tus necesidades y preocupaciones. ¡También puedes experimentar por ti misma y redescubrir nuevas facetas de tu sexualidad!

Si la comunicación se vuelve difícil o los cambios generan distancia, la terapia de pareja o la terapia sexual pueden ser herramientas muy útiles para restaurar el vínculo y recuperar la intimidad.

Tratamientos médicos y apoyo profesional para molestias sexuales

Durante la menopausia es común experimentar sequedad vaginal, dolor y sensibilidad que pueden generar molestias durante las relaciones sexuales. No es necesario resignarse a sufrir estas molestias, ya que existen diversas opciones de tratamiento que deben elegirse con la orientación de un profesional de la salud.

Entre las soluciones disponibles se incluyen:

- **Lubricantes a base de agua:** de uso puntual, facilitan las relaciones sexuales y reducen el dolor.

- **Humectantes vaginales:** aplicados regularmente para mantener la hidratación de la zona íntima.

- **Tratamientos hormonales locales:** cremas, óvulos o anillos vaginales con estrógenos, recomendados en casos de atrofia vaginal o sequedad persistente.

- **Alternativas no hormonales:** tecnologías como el láser vaginal pueden ser opciones eficaces.

- **Fisioterapia del suelo pélvico:** indicada en casos de tensión muscular o dolor.

- **Ajustes de medicación:** cuando los tratamientos que se están tomando interfieren con la libido.

- **Fitoterapia o suplementos:** bajo estricta orientación médica, para casos leves.

Consultar con un especialista en salud ginecológica o médico de confianza permite adoptar un enfoque integral y personalizado, que aborde las causas subyacentes y ayude a recuperar la calidad de la vida sexual.

Salud emocional y autoestima: piezas clave del deseo

La percepción del propio cuerpo influye directamente en el bienestar sexual. En la menopausia, muchas mujeres atraviesan cambios hormonales que pueden afectar el estado de ánimo, la autoestima o generar ansiedad. La terapia psicológica, especialmente la terapia cognitivo-conductual, puede ayudar a trabajar creencias limitantes, mejorar la imagen corporal y recuperar la confianza.

Además, mantener espacios de autocuidado —como momentos de descanso, prácticas de relajación o actividades que generen placer— permite reconectar con el cuerpo y cultivar una actitud positiva frente a la sexualidad.

¿Cómo puede ayudarnos la fitoterapia en la menopausia?

Como hemos ido viendo en algunos de los apartados del capítulo 3, la fitoterapia puede ayudar a aliviar trastornos de la menopausia como el sueño, los sofocos... La clave está en dar con la más adecuada en cada caso, con el visto bueno del médico o ginecólogo. Entre ellas, las que hemos visto y las que vamos a ver a continuación destacan como las más adecuadas. La Dra. Marta Canals suele recomendar suplementos de plantas medicinales a sus pacientes en función de las señales que presentan y tiene identificadas algunas como realmente efectivas, «como el espino amarillo para la sequedad de la piel, o la ashwaganda para el sueño», por ejemplo. Por su parte, la farmacéutica y miembro del grupo de trabajo de productos naturales de la

AEEM (Asociación Española para el Estudio de la Menopausia) María José Alonso, tiene claro que «no son milagrosas, por supuesto, pero en casos como ayudar a fijar el calcio en los huesos, en el sueño, en las emociones… pueden ser de gran ayuda». Quienes no siguen THM las pueden utilizar, también combinadas, pero es importante considerar a cada mujer de forma individual y utilizar la que corresponda en cada caso. Si se está en tratamiento con THM, hay plantas que no estarían indicadas, por lo que siempre se valorará su utilización con profesionales.

A continuación, repasamos las que pueden resultar efectivas con la ayuda de María José Alonso, y con la seguridad de que se sustentan en estudios y han sido recogidas en un monográfico de la AEEM.[39]

CON SEGURIDAD

En los últimos años, los productos naturales han cobrado un gran protagonismo en el mundo de la salud. Se trata de sustancias que provienen de organismos vivos —plantas, animales o microorganismos— y que pueden utilizarse directamente o como base para el desarrollo de medicamentos. En este contexto, la fitoterapia (el uso terapéutico de plantas medicinales) y los probióticos (microorganismos vivos que mejoran la salud intestinal y general) destacan por sus beneficios. Pero no todo vale: es fundamental que estos productos naturales cumplan con tres requisitos básicos: calidad, seguridad y eficacia. Es decir, deben ser fabricados siguiendo estándares rigurosos, ser seguros para el consumo y haber demostrado su efecto en estudios científicos bien diseñados.

---

39. Navarro M. C., Losa, F., Beltrán, E., Ortega, M. T., Carretero, M. E., Cañigueral, S., Bachiller, I., Vila, R., Alonso, M. J., López-Larramendi, J. L., Allué, J., Martín, M., Cornellana, M. J., Mendoza, N., Castelo-Branco, C. (2022) *Productos naturales en la mujer madura* (1ª ed.). Asociación Española para el Estudio de la Menopausia.

En los sofocos

Una de las áreas donde los productos naturales han mostrado resultados prometedores es en el manejo del síndrome vasomotor (SVM), que incluye los conocidos sofocos y sudores nocturnos. Estos síntomas, comunes en la menopausia y la perimenopausia, ya sabemos que pueden afectar mucho la calidad de vida.

Algunas plantas medicinales, como la soja, cimicífuga, lúpulo, salvia, hipérico o sauzgatillo, por ejemplo, han demostrado ser eficaces para aliviar estos malestares. También el extracto de polen citoplasmático ha mostrado efectos positivos. ¿Cómo actúan? Algunas influyen sobre los receptores estrogénicos, mientras que otras regulan los neurotransmisores implicados en los sofocos. Además de ser eficaces, tienen un perfil de seguridad elevado.

Estos tratamientos no solo alivian los sofocos, sino que aportan beneficios adicionales. Por ejemplo, las isoflavonas pueden ayudar a algunas mujeres a mantener estables los niveles de glucosa, fortalecen los huesos, combaten el estrés oxidativo y protegen el corazón. Precisamente, donde hay mayor evidencia es en el control de lípidos, ya que pueden ayudar a mejorar el perfil lipídico, específicamente al reducir el colesterol LDL (el «malo») y el colesterol total. Aunque los efectos pueden ser moderados, pueden contribuir a un menor riesgo de enfermedades cardíacas de aparición más tardía. La cimicífuga, por su parte, puede mejorar el estado de ánimo, favorecer el descanso nocturno y ayudar en casos de inflamación o sobrepeso.

Sexualidad femenina: plantas que ayudan en la etapa del cambio

En el caso de las mujeres, la disfunción sexual femenina es un trastorno que afecta una o más fases de la respuesta sexual, como el deseo, la excitación, el orgasmo o la resolución. Esta disfunción tiene diversas causas, que pueden ser físicas (enfermedades, medicamentos, dolor), psicológicas (estrés, ansiedad, depresión), relacionales (conflictos de pareja, mala comunicación) o sociales. Enfermedades como la diabetes, la depresión y la obesidad están especialmente vinculadas a la disfunción sexual, al igual que los cambios hormonales que se producen a lo largo de la vida.

A pesar de los avances en el tratamiento de las disfunciones sexuales masculinas, aún se sigue investigando en busca de soluciones eficaces y sin efectos secundarios para tratar estas afecciones en mujeres y hombres. En el caso de las disfunciones sexuales femeninas, estudios sugieren que tanto los andrógenos como los estrógenos juegan un papel importante en la regulación de la respuesta sexual. Estas hormonas afectan diversas áreas del cerebro que están relacionadas con el deseo y la excitación sexual, además de influir en la lubricación vaginal y la sensibilidad genital.

La disminución de los niveles de estrógeno, por ejemplo, puede llevar a la pérdida de deseo y a otros problemas sexuales, como la dispareunia (dolor durante el acto sexual). Por otro lado, la testosterona también es clave para el deseo sexual en las mujeres, y sus bajos niveles pueden provocar fatiga y pérdida de energía, además de disminuir la libido.

En cuanto a los tratamientos para la disfunción sexual femenina, los enfoques farmacológicos se centran en restaurar los niveles hormonales o en favorecer la vasodilatación en la zona pélvica. Afortunadamente, las plantas medicinales han sido empleadas desde tiempos antiguos como una opción natural para mejorar la función sexual y tratar disfunciones sexuales. Algunas de estas plantas pueden influir en los neurotransmisores y en las hormonas sexuales, ofreciendo una alternativa más segura en comparación con los medicamentos sintéticos.

Algunas plantas de interés para tratar la disfunción sexual femenina incluyen:

- **Maca (*Lepidium meyenii*):** esta planta originaria de los Andes peruanos es conocida por sus beneficios en la fertilidad y la función sexual. También ayuda a aliviar los síntomas de la menopausia y a mejorar la libido en mujeres que toman antidepresivos.

- **Tribulus (*Tribulus terrestris*):** utilizada por sus efectos afrodisíacos y en el tratamiento de la disfunción sexual femenina, esta planta mejora los niveles de testosterona, lo que puede aumentar el deseo sexual en mujeres pre y postmenopáusicas.

- **Damiana (*Turnera diffusa*):** conocida por sus propiedades afrodisíacas, la damiana puede ayudar a aumentar el deseo sexual y mejorar la lubricación vaginal. Su componente principal, la pinocembrina, influye en los neurotransmisores, lo que puede mejorar la función sexual.

- **Fenogreco (*Trigonella foenum-graecum*):** las semillas de fenogreco aumentan los niveles de testosterona libre y se asocian con una mejora en la función sexual. También tienen efectos positivos sobre la resistencia a la insulina y los niveles de glucosa.

- **Ginseng (*Panax ginseng*):** el ginseng se utiliza principalmente para reducir el estrés y mejorar la energía, y puede ser útil en mujeres menopáusicas para mejorar la circulación sanguínea en la zona genital.

- **Ginkgo (*Ginkgo biloba*):** esta planta mejora la circulación sanguínea, lo que puede ser beneficioso para mujeres que experimentan disfunción sexual inducida por antidepresivos. Sin embargo, debe usarse con precaución en personas con problemas de coagulación.

- **Azafrán (*Crocus sativus*):** se ha demostrado que el azafrán mejora la función sexual, especialmente en mujeres que experimentan disfunción sexual como efecto secundario de los antidepresivos.

- **Ashwagandha (*Withania somnífera*):** esta planta, utilizada en la medicina tradicional india, es conocida por reducir el estrés y aumentar la resistencia física y mental. Aunque no se han realizado estudios específicos sobre su uso para la disfunción sexual femenina, se sabe que mejora el bienestar general.

Síndrome metabólico

El síndrome metabólico es un conjunto de alteraciones fisiológicas, bioquímicas y metabólicas que aumentan el riesgo de enfermedades cardiovasculares, diabetes mellitus y otras afecciones. Según la Organización Mundial de la Salud (OMS), se diagnostica cuando se presentan al menos tres de los criterios establecidos:

- Circunferencia de cintura superior a 89 cm.
- Niveles elevados de triglicéridos (≥150 mg/dl).
- Colesterol HDL bajo (≤50 mg/dl en mujeres).
- Presión arterial elevada (≥130/85 mm Hg).
- Glucosa en ayunas elevada (≥100 mg/dl).

Estos factores aumentan el riesgo de enfermedades cardiovasculares y diabetes tipo 2.

Su prevalencia aumenta tras la menopausia y está estrechamente relacionado con varios factores, como el envejecimiento, los cambios hormonales, los hábitos alimentarios inadecuados y el sedentarismo.

En las mujeres postmenopáusicas, el síndrome metabólico se asocia con un aumento de los niveles de testosterona, lo que favorece un estado proinflamatorio y protrombótico, elevando el riesgo de enfermedades cardiovasculares y diabetes. Por esta razón, es crucial tomar medidas para prevenirlo o reducir sus riesgos.

Prevención y tratamiento: un enfoque integral

La adopción de hábitos saludables es fundamental para prevenir y manejar el síndrome metabólico en la menopausia:

- **Alimentación equilibrada:** una dieta rica en frutas, verduras, cereales integrales, proteínas magras y grasas saludables como el aceite de oliva. Limitar el consumo de azúcares añadidos, sal y grasas saturadas. La dieta mediterránea es especialmente beneficiosa.

- **Actividad física regular:** realizar al menos 30 minutos de ejercicio moderado, como caminar, la mayoría de los días de la semana. Esto ayuda a controlar el peso, mejorar la sensibilidad a la insulina y reducir la presión arterial.

- **Control del estrés y descanso adecuado:** el manejo del estrés y la calidad del sueño son esenciales para mantener el equilibrio hormonal y metabólico.

- **Monitoreo médico regular:** es importante realizar chequeos periódicos para controlar los factores de riesgo y ajustar el tratamiento si es necesario.

Productos naturales y su efectividad en el manejo del síndrome metabólico

Además de los tratamientos convencionales, existen diversos productos naturales que han demostrado su eficacia en la mejora de los parámetros asociados al síndrome metabólico.

- Probióticos, especialmente de los géneros *Lactobacillus* y *Bifidobacterium*, ayudan a reducir el índice de masa corporal (IMC), la circunferencia de la cintura y a mejorar el perfil de lípidos (colesterol y triglicéridos).

- Prebióticos y plantas con efecto saciante (como el glucomanano o la garcinia) pueden contribuir a controlar el apetito y la ingesta calórica.

- Plantas ricas en polifenoles (como el té verde, la uva o el cacao puro) tienen una acción antioxidante y antiinflamatoria, útil para varios aspectos del síndrome metabólico.

- El ajo es especialmente útil en casos de hipertensión leve o colesterol alto, gracias a sus compuestos azufrados.

- La levadura roja de arroz, por su parte, contiene monacolina K, una sustancia natural que ayuda a reducir el colesterol.

- Los ácidos grasos omega-3 (EPA y DHA), presentes en aceites de pescado y microalgas y también en el aceite de krill. Este pequeño crustáceo parecido al camarón es muy rico en omega-3, que se encuentra más disponible que el del pescado, y con otros nutrientes muy interesantes.

- Algunas microalgas también contribuyen a mejorar el perfil cardiovascular.

- La berberina, un compuesto vegetal, ha demostrado ser útil en personas que no toleran las estatinas, además de favorecer el control del azúcar en sangre.

Todos estos productos pueden usarse como complemento de un estilo de vida saludable —alimentación equilibrada, actividad física y control del estrés— y, en algunos casos, como apoyo a los tratamientos médicos.

PROBIÓTICOS Y PREBIÓTICOS: ALIADOS PARA LA SALUD INTESTINAL

Los probióticos son organismos vivos que, cuando se ingieren en las cantidades adecuadas, ejercen un efecto beneficioso sobre el organismo, en particular, sobre la flora intestinal. Se encuentran en alimentos como el yogur (fermentado con bacterias lácticas), en complementos alimenticios y en medicamentos.

Por otro lado, los prebióticos son sustancias no digeribles que favorecen el crecimiento de bacterias intestinales beneficiosas. Se encuentran principalmente en frutas y hortalizas y son esenciales para mantener un equilibrio saludable en la flora intestinal. Sin embargo, se ha observado que el consumo diario de prebióticos en la población general es inferior a la cantidad recomendada (2 a 6 gramos), lo que sugiere que suplementar la dieta con estos nutrientes puede ser beneficioso.

Ansiedad e insomnio

El tratamiento de la ansiedad y el insomnio con plantas medicinales ha sido ampliamente estudiado, y varias especies han demostrado ser efectivas. Entre ellas destacan la valeriana, pasiflora, manzanilla, lavanda o melisa. Estas plantas pueden ser usadas de forma individual o en combinación, y se caracterizan por tener menos efectos secundarios en comparación con los medicamentos sintéticos. Además, los aceites esenciales extraídos de plantas aromáticas como la lavanda, el ylang-ylang, el limón o la naranja amarga también tienen un impacto positivo, especialmente para quienes sufren de insomnio y ansiedad.

La melatonina, un compuesto natural que regula el ciclo del sueño, puede ser utilizada de manera segura, bien sola o en combinación con ciertos micronutrientes y plantas, ayudando a restablecer un patrón de sueño saludable. Todo ello lo hemos recogido con más detalle en el capítulo 3.

Alternativas naturales para levantar el ánimo

Cuando hablamos de depresión leve a moderada, también existen opciones naturales con respaldo científico:

- El hipérico o hierba de San Juan es uno de los remedios herbales más estudiados en este ámbito. Ha mostrado una eficacia comparable a la de algunos antidepresivos comunes, pero con menos efectos secundarios. Está recomendado por instituciones europeas como la European Medicina Agency (EMA) y organizaciones científicas como la European Scientific Cooperative On Phytotherapy (ESCOP).

- El azafrán, en extractos estandarizados, también ha demostrado ser efectivo en varios estudios clínicos, con resultados similares a fármacos como la fluoxetina.

- La cúrcuma, conocida por su acción antiinflamatoria, ha mostrado en investigaciones recientes un efecto positivo sobre el estado de ánimo, especialmente en personas con depresión leve.

Memoria y mente activa con ayuda natural

Con el paso del tiempo, muchas personas comienzan a notar pequeños despistes o dificultades para concentrarse. En algunos casos, esto puede formar parte de un deterioro cognitivo leve o incluso ser el inicio de enfermedades neurodegenerativas como el alzhéimer. La buena noticia es que la naturaleza también tiene algo que decir en este campo.

Hay varios ingredientes naturales que han mostrado efectos positivos en la memoria, atención y salud cerebral:

- ***Ginkgo biloba:*** su extracto estandarizado es uno de los más estudiados y se sabe que ayuda a mejorar el flujo sanguíneo cerebral. Precisamente, hay medicamentos, como el conocido Tanakene, a base de extracto de *Ginkgo biloba*, que está registrado y se utiliza en España desde 1977.

- ***Bacopa monnieri:*** una planta que favorece la memoria y la concentración, muy usada en la medicina ayurvédica.

- **Ginseng:** conocido por su efecto revitalizante, también puede ayudar en la agilidad mental y el enfoque.

- **Huperzina A:** un compuesto derivado de la planta *Huperzia serrata* (conocida popularmente como abeto o musgo chino), que actúa protegiendo los niveles de acetilcolina, importante para la memoria.

- **Azafrán:** sí, el de cocina. También se está investigando por su posible efecto neuroprotector en enfermedades como el alzhéimer.

Además, algunos antioxidantes naturales como la curcumina (de la cúrcuma), los flavonoides del cacao, las antocianinas de la uva y el arándano, o el resveratrol, pueden proteger el cerebro del daño oxidativo y del envejecimiento prematuro.

Plantas para la piel en menopausia

Para contrarrestar los efectos en la piel de la bajada de estrógenos, la dermocosmética natural ofrece muchas soluciones eficaces y respetuosas con ella:

Hidratación y nutrición

Aceites vegetales como el de rosa mosqueta, argán, sésamo, caléndula, espino amarillo o germen de trigo ayudan a restaurar el manto hidrolipídico de la piel. Otros ingredientes como las ceramidas, los lípidos del aguacate, jojoba, karité o el escualeno vegetal (extraído del aceite de oliva) son ideales para mantener la piel flexible y nutrida.

Efecto tensor y reafirmante

Plantas como la milenrama, el castaño de Indias, el abedul o el hamamelis contienen taninos, flavonoides y antocianos, que ayudan a tensar la piel y minimizar arrugas, además de mejorar la circulación y estimular la regeneración del tejido conectivo.

Calmar, reparar y renovar

La manzanilla y la caléndula calman la inflamación. La centella asiática es ideal para reparar la piel y estimular la producción de colágeno.

Para prevenir y tratar el envejecimiento, también se usan antioxidantes, hidroxiácidos (que promueven la renovación celular) y fotoprotectores naturales para evitar el daño solar.

Cuidado íntimo y bienestar sexual

La dermocosmética también ofrece soluciones para el cuidado íntimo durante la menopausia. Existen productos naturales diseñados para hidratar la zona vaginal, calmar irritaciones, mantener una higiene adecuada y mejorar la vida sexual. Estos cosméticos incluyen hidratantes vaginales internos y externos, lubricantes, productos antimicrobianos y estimulantes del deseo.

Suelen estar formulados con aceites vegetales, aceites esenciales, extractos de plantas, polisacáridos, ácido hialurónico y colágeno. Todos estos ingredientes ayudan a mantener el confort, la hidratación y el equilibrio natural de la zona íntima.

El cuidado de las articulaciones

Con la llegada de la menopausia muchas mujeres comienzan a notar molestias en las articulaciones. Esto no es casual: el descenso de estrógenos que ocurre en esta etapa no solo afecta a los huesos, sino también al cartílago que recubre las articulaciones. Estos tejidos tienen receptores para los estrógenos, y cuando estos disminuyen, se debilita la producción de colágeno, que es clave para mantenerlos fuertes y flexibles. Como resultado, pueden aparecer dolores articulares, rigidez o incluso artrosis.

Pero no todo depende de las hormonas. También influyen factores genéticos y el estilo de vida (como el sobrepeso o el sedentarismo), que pueden acelerar el desgaste articular.

La buena noticia es que existen alternativas naturales que pueden ayudar a aliviar estos síntomas. Algunas plantas medicinales han demostrado ser eficaces para reducir el dolor y la inflamación en casos de molestias articulares leves. Entre las más conocidas están:

- **Harpagofito (o garra del diablo):** muy utilizada por su efecto antiinflamatorio.
- **Boswelia:** con propiedades similares a los antiinflamatorios convencionales, pero con menos efectos secundarios.
- **Cúrcuma:** además de ser un potente antioxidante, ayuda a calmar la inflamación.
- **Sauce blanco:** considerado la «aspirina natural», por su contenido en salicina.

Estos ingredientes pueden encontrarse en cápsulas, infusiones o preparados tópicos, y suelen usarse como complemento a un tratamiento médico o cambios en el estilo de vida.

- Otra planta muy útil en forma de crema o gel es la árnica, ideal para aplicar directamente sobre las zonas doloridas. Tiene un efecto antiinflamatorio que puede aliviar molestias musculares y articulares, especialmente cuando se usa de manera regular.

Consejos prácticos para cuidar tus articulaciones en la menopausia:

- **Cuida tu alimentación:** asegúrate de consumir suficiente calcio y vitamina D, fundamentales para mantener huesos fuertes.
- **Muévete cada día:** el ejercicio suave y constante (como caminar, nadar o hacer yoga) mantiene la movilidad y refuerza los músculos que rodean las articulaciones.
- **Controla tu peso:** el exceso de peso sobrecarga las articulaciones, especialmente las rodillas y las caderas.
- **Toma el sol con moderación:** una exposición controlada al sol favorece la síntesis natural de vitamina D, que ayuda a fijar el calcio en los huesos.

Plantas para el envejecimiento

Envejecer es un proceso natural, pero eso no significa que no podamos hacerlo de forma saludable y con calidad de vida. Hoy sabemos que ciertos nutrientes y compuestos naturales pueden ayudarnos a proteger nuestras células, mantener nuestras defensas activas y frenar los efectos del tiempo en nuestro cuerpo.

Uno de los grandes responsables del envejecimiento prematuro es el estrés oxidativo, que daña las células con el tiempo. Para combatirlo, los compuestos fenólicos como los flavonoides (quercetina, apigenina, luteolina, naringenina, fisetina…) y los taninos se han convertido en protagonistas. ¿Dónde se encuentran? En frutas, verduras, plantas medicinales y hasta en el té verde o el vino tinto (en el caso del resveratrol). Este último, además de antioxidante, actúa sobre rutas celulares que regulan el envejecimiento, por lo que se está estudiando incluso en el ámbito de la longevidad.

También son importantes los carotenoides y las xantofilas, pigmentos naturales que además de aportar color a los alimentos, como la zanahoria o la calabaza, protegen nuestras células frente al daño ambiental.

Refuerza tus defensas de forma natural

Con el paso de los años, el sistema inmunológico puede debilitarse. Pero algunas plantas y nutrientes naturales pueden echarle una mano para mantenerse fuerte:

- Equinácea: estimula las defensas, especialmente en temporadas de resfriados.
- Ajo negro: ayuda a mantener el sistema inmune activo y también tiene efecto antioxidante.
- Ginkgo y ginseng: conocidos por su capacidad para mejorar la energía, la circulación y la función cognitiva, también pueden ayudar al sistema inmunológico.
- Naringenina, apigenina, galato de epigalocatequina (del té verde) o β-caroteno (de frutas y verduras color naranja) también contribuyen a mantener una buena respuesta inmunitaria.

Estilo de vida: la base de todo

Más allá de los suplementos o extractos, hay dos pilares esenciales para envejecer con salud:

- Dieta equilibrada: rica en vegetales, legumbres, frutos secos, pescados y cereales integrales.
- Ejercicio físico regular: caminar, bailar, hacer yoga o natación son opciones excelentes para mantener el cuerpo y la mente activos.

Algunas plantas, con más detalle

Aquí nos detendremos en algunas de las plantas más beneficiosas para la mujer en la menopausia, si bien, como hemos visto, no son las únicas.

Soja, la gran aliada de la mujer

La soja (*Glycine max*) no solo es rica en nutrientes, sino que también contiene isoflavonas (como genisteína, daidzeína y gliceteína), compuestos cuya estructura química es similar a los estrógenos femeninos. Estas isoflavonas son útiles para aliviar síntomas de la menopausia, como los sofocos, mejorar la salud cardiovascular al ayudar a controlar los niveles de colesterol y pueden ser beneficiosas en la prevención de la osteoporosis. Los estudios realizados han demostrado que las mujeres de países asiáticos, como Japón y China, donde el consumo de soja es habitual, experimentan menos trastornos relacionados con la menopausia. Un estudio en Estados Unidos confirmó que las mujeres de origen asiático que mantenían sus hábitos alimenticios tradicionales presentaban menos trastornos menopáusicos en comparación con aquellas que adoptaron una dieta occidental.

Además, la soja contiene lecitina, un componente que es útil en tratamientos para reducir los niveles de colesterol. La lecitina se encuentra en la parte grasa de la soja, a diferencia de las isoflavonas, que se encuentran en la proteína.

- **Formas de consumirla**

Las isoflavonas de soja pueden incorporarse a la dieta mediante productos como la legumbre misma, la leche de soja o el tofu. También otros alimentos como los garbanzos, guisantes y judías aportan isoflavonas, aunque en menor cantidad. Para obtener una cantidad similar a la consumida en Asia, las mujeres occidentales tendrían que realizar un cambio significativo en su dieta, lo cual no sería práctico, dado que la dieta mediterránea ya es muy saludable. Sin embargo, incorporar productos derivados de la soja a la dieta mediterránea es una opción válida, aunque es difícil estimar la cantidad exacta de isoflavonas que se podrían obtener de esta forma. En caso de querer paliar los síntomas de la menopausia, es más efectivo tomar cápsulas de extractos estandarizados de isoflavonas, garantizando un consumo constante y adecuado. La dosis recomendada es de 40 a 80 mg de isoflavonas al día.

- **Isoflavonas y microbiota intestinal**

Para que las isoflavonas sean efectivas, deben ser transformadas en sustancias activas por la microbiota intestinal. Por esta razón, las mujeres con una microbiota intestinal desequilibrada, conocidas como «malas metabolizadoras», pueden experimentar una menor eficacia con productos que contienen isoflavonas. Este problema puede solucionarse tomando productos simbióticos, que contienen tanto prebióticos como probióticos, ayudando a restaurar la microbiota intestinal. También se recomienda una dieta rica en fibra para favorecer el buen funcionamiento de la flora intestinal. Los productos con isoflavonas deben tomarse preferentemente con las comidas para optimizar su metabolismo.

- **Contraindicaciones e interacciones**

Dado que las isoflavonas tienen una estructura química similar a los estrógenos, no se deben tomar junto con tratamientos de terapia hormonal sustitutiva durante la menopausia. Tampoco se recomienda su consumo en mujeres que estén siendo tratadas por cánceres hormonales, como los de mama o de útero. Aunque algunos estudios sugieren que las isoflavonas pueden tener propiedades protectoras frente a ciertos tipos de cáncer, se requieren más investigaciones para confirmarlo, por lo que su uso no es recomendable en mujeres con antecedentes de cánceres hormonodependientes.

- **Efectos secundarios y precauciones**

En general, los productos con isoflavonas son bien tolerados, aunque algunas personas pueden experimentar trastornos digestivos leves, como gases o diarrea. Se debe tener precaución en personas con trastornos de la coagulación o problemas tiroideos, ya que las isoflavonas pueden interferir con los medicamentos utilizados para tratar estas condiciones. En estos casos, se recomienda consultar a un médico antes de su consumo. En caso de duda o si se está tomando medicación crónica, es aconsejable hablar con un médico o farmacéutico.

Cimicífuga

La raíz de cimicífuga (*Cimicifuga racemosa*). Diversos estudios clínicos han demostrado que la cimicífuga es eficaz en el tratamiento de algunos síntomas de la menopausia, tales como sofocos, estado de ánimo o sueño, lo que puede justificarse por su actuación sobre distintos sistemas de neurotransmisión (dopaminérgico, serotoninérgico y noradrenérgico) cuya actuación se ve afectada por la caída de los niveles estrogénicos, implicados todos ellos en la termorregulación, estado anímico y sueño, así como sobre los receptores opiáceos. Igualmente se ha postulado que la modulación selectiva que ejerce sobre los pulsos de hormona luteinizante (LH) podría intervenir en la disminución de la intensidad y del número de sofocos.

Hoy en día se considera que la cimicífuga no tiene efecto fitoestrogénico y es por eso que puede ser una buena alternativa para las mujeres en las que no está aconsejado el tratamiento con fitoestrógenos.

Además de su uso en la menopausia, la cimicífuga también está indicada para tratar otros trastornos ginecológicos, como dismenorrea, endometritis e inflamaciones pélvicas. Sin embargo, no debe utilizarse en caso de antecedentes de enfermedades hepáticas, ni durante el embarazo o la lactancia.

La cimicífuga está disponible en diversas formas, como tintura, extracto líquido, cápsulas o incluso la raíz seca, que puede ser consumida en decocción o combinada con otras hierbas que potencian su acción, como la salvia y la milenrama. La dosis recomendada para las formas predosificadas (comprimidos, cápsulas, etc.) es de 40 a 140 mg al día en una toma o repartida en dos tomas (mañana y noche).

Tanto en el caso de la soja como de la cimicífuga, algunas mujeres requieren varios meses de tratamiento para obtener el efecto deseado.

Salvia (Salvia officinalis)

Las hojas de salvia también contienen fitoestrógenos de efecto estrogénico, gracias a los cuales esta planta es un remedio capaz de aliviar los sofocos típicos de la menopausia. Además, estimula la secreción de bilis, reduce la acumulación de gases intestinales y calma los cólicos abdominales. Asimismo, es muy útil en casos de gingivitis (inflamación de las encías) y aftas bucales, por sus propiedades antiinflamatorias, antisépticas y astringentes.

Es muy habitual tomarla en infusión (una cucharadita por taza de agua), hasta tres veces al día, pero también la puedes utilizar en cápsulas (la dosis la indica el fabricante), en extracto fluido (uno o tres mililitros cada ocho horas) y en tintura (2,5-7,5 mililitros cada ocho horas). Su uso por vía oral está contraindicado en el embarazo y la lactancia.

Trébol rojo (Trifolium pratense)

Al igual que las plantas anteriores, se sabe que este remedio vegetal también contiene fitoestrógenos. Por este motivo, el trébol rojo supone otra alternativa a tener en cuenta a la terapia de reemplazo hormonal, ayudando a las mujeres climatéricas a combatir los sofocos, las enfermedades cardiovasculares y la osteoporosis. Asimismo, equilibra el funcionamiento del aparato digestivo en caso de diarreas o estreñimiento. Y las tisanas se utilizan popularmente, desde hace mucho tiempo, como remedio para calmar la tos espasmódica (bronquitis) o la tos producida por las irritaciones de garganta.

Además de tomarla en infusión (una cucharadita por taza de agua, tres veces al día), es frecuente su uso en cápsulas (la dosis la marca el fabricante).

Lúpulo (Humulus lupulus)

El uso medicinal de esta planta se centra fundamentalmente en sus virtudes sedantes. Está indicado en los estados de intranquilidad y tensión nerviosa, así como para prevenir el malestar causado por la ansiedad. De inocuidad confirmada por el uso tradicional de la cerveza, es una alternativa muy útil para recuperar un sueño sereno y reparador. Asimismo, previene el dolor de cabeza producido por la tensión corporal y los trastornos digestivos de origen nervioso. Pero, además, el lúpulo presenta propiedades estrogénicas, por lo que su uso también es recomendable en los trastornos asociados al climaterio, sobre todo, en el tratamiento de los sofocos.

Lo puedes encontrar solo para elaborar infusiones (una cucharadita por taza de agua, tres veces al día), aunque principalmente está formando parte de mezclas con otras plantas sedantes. También lo puedes encontrar en cápsulas (la dosis viene indicada por el fabricante), en extracto fluido (0,5 mililitros repartidos en tres tomas diarias) y en tintura (2,5 mililitros repartidos en tres tomas diarias). Los dos últimos, si se usan para tratar el insomnio, se pueden tomar en una sola toma antes de acostarse.

Aunque es una especie muy segura y no presenta reacciones adversas a las dosis terapéuticas, a dosis altas, puede provocar náuseas y vómitos. Asimismo, su uso está contraindicado durante el embarazo y la lactancia.

Valeriana (Valeriana officinalis)

Planta con un contenido complejo de principios activos y que debe sus efectos a la acción sinérgica y complementaria que ejercen entre ellos. Es efectiva para calmar los nervios, disminuir la presión arterial, relajar la musculatura y es muy eficaz para conciliar el sueño y mejorar su calidad. Asimismo, tiene una acción marcadamente antiespasmódica, lo que refuerza su efecto sedante, muy útil para disminuir la ansiedad y el estrés. También es eficaz para prevenir los dolores de cabeza de origen nervioso, para calmar la irritabilidad asociada tanto al síndrome premenstrual como a la menopausia y para evitar los espasmos abdominales dolorosos y los gases intestinales.

Lo más habitual, debido a su sabor y aroma desagradable, es tomarla en forma de cápsulas o comprimidos, tres veces al día, tanto sola como combinada con otras plantas sedantes. De todos modos, también se vende la planta seca y troceada para preparar infusiones (una cucharadita por taza de agua), el extracto fluido (dos a tres mililitros tres veces al día) y en tintura (uno a tres mililitros tres veces al día).

Aunque es un remedio bastante seguro, no se recomienda usar durante periodos de tiempo prolongados y debe utilizarse con precaución en caso de insuficiencia hepática. Tampoco es aconsejable usarla en caso de embarazo, lactancia ni en niños menores de 12 años, porque no existen estudios que garanticen su seguridad.

Tilo (Tilia cordata)

La tila es muy apreciada como sedante y es un remedio efectivo y seguro para calmar los nervios en caso de ansiedad o nerviosismo. También es de gran ayuda para conciliar un sueño natural y reparador en caso de insomnio, con la ventaja de que a la mañana siguiente no produce somnolencia ni adicción. Asimismo, por su efecto antitusivo, demulcente y antiespasmódico, es eficaz para calmar la tos en los procesos catarrales y para provocar una mayor sudoración en los estados febriles por resfriado. Popularmente, también se utiliza como diurético y para aliviar las molestias gástricas y digestiones pesadas.

Lo más frecuente es tomarla en infusión, hasta tres tazas al día, aunque también se puede encontrar en forma de cápsulas (una cápsula cada ocho horas), extracto fluido (dos mililitros cada doce horas) y en tintura (diez mililitros cada doce horas).

Glucomanano (Amorphophallus konjac)

El glucomanano es la fibra soluble que se extrae de la raíz del *Amorphophallus konjac*. Se utiliza como complemento en el tratamiento de la obesidad por el fuerte efecto saciante que proporciona, ya que disminuye eficazmente el apetito y las ganas de picar entre horas. Evidentemente, para que funcione es fundamental que bebas bastante agua para que la fibra se pueda hinchar, y así, saciar. Además de reducir el apetito, regulariza el tránsito intestinal y es hipolipemiante (disminuye las grasas plasmáticas).

Se suele comercializar en forma de polvo o cápsulas y la dosis depende de cada uno, por lo que es importante que la prescriba un especialista.

4

REVISIONES MÉDICAS Y PLAN DE AUTOCUIDADO

La menopausia es un momento clave para revisar cómo nos estamos cuidando y, muchas veces, para redefinir completamente lo que entendemos por autocuidado. Lejos de ser una idea superficial, el autocuidado en esta etapa implica un compromiso activo con el bienestar físico, emocional y mental, que debe adaptarse a los cambios que el cuerpo y la vida misma van planteando.

¿Qué implica tener un plan de autocuidado? En primer lugar, significa reconocer que el cuerpo cambia, y que esos cambios no deben ser ignorados ni temidos, sino comprendidos y acompañados. Las nuevas necesidades que aparecen —desde el metabolismo más lento hasta los cambios hormonales, la salud ósea, cardiovascular y sexual— requieren una atención diferente y, en muchos casos, más proactiva.

Un plan de autocuidado incluye los diferentes puntos que hemos visto en el capítulo 3 (alimentación, actividad física, cuidado del descanso, espacio para la salud emocional y mental, sexualidad consciente y adaptada), pero nos falta un último e importante punto: las revisiones médicas periódicas adaptadas a esta etapa, entre las que encontramos el control de la densidad ósea, mamografías, analíticas para valorar el perfil lipídico y glucémico, control de la presión arterial, salud ginecológica…

Por supuesto, todo esto no significa asumir una lista rígida de «tareas por cumplir». El autocuidado no es una exigencia ni una forma de control, sino una manera de estar en sintonía con lo que se necesita, momento a momento. Tener un plan no es sinónimo de rigidez, sino de intención: es elegir, de forma consciente, priorizar el bienestar y sostener la salud con las herramientas disponibles, desde lo médico hasta lo cotidiano.

Por tanto, en este capítulo abordaremos, a modo de cierre, las principales revisiones y pruebas médicas que se recomiendan a partir de esta edad, no solo como medidas preventivas, sino como parte de un plan de cuidado consciente y personalizado. Y también retomaremos brevemente algunos apuntes esenciales sobre la terapia hormonal de la menopausia (THM), que ha ido apareciendo a lo largo del libro, con el objetivo de ayudar a tomar decisiones informadas sobre su uso, beneficios y riesgos. Y, finalmente, hablaremos de un tema que muchas veces se pasa por alto en esta etapa: la anticoncepción durante la perimenopausia y los primeros años tras el cese menstrual definitivo. Porque, aunque la fertilidad disminuya, no desaparece de inmediato, y comprender este aspecto es parte de un abordaje integral y realista de la salud femenina.

Revisiones médicas

Las revisiones ginecológicas deben seguirse haciendo de forma regular tras la menopausia. Es la visita de chequeo que realiza el ginecólogo en la consulta con la pretensión de confirmar la salud de la paciente, así como hacer medicina preventiva potenciando hábitos de vida saludables o diagnóstico precoz de distintas patologías. La Dra. Marta Canals repasa las pruebas que la revisión ginecológica anual incluye en edad de menopausia:

- Cribado de cáncer de mama: en España, depende de la comunidad autónoma. En Cataluña, por ejemplo, se hace una mamografía cada 2 años desde los 50 a los 69 años. Aunque según diversas guías clínicas sería recomendable hacer alguna mamografía a partir de los 40 años.

- Citología (cada 1-3 años) o prueba de VPH (papiloma) para cribado de cáncer de cérvix según protocolo de cada comunidad.

Desde 2024 se está implantando el cribado de VPH cada 5 años y se dejará de hacer la citología.

- Ecografía, que no es una prueba de cribado de cáncer, pero en la revisión ginecológica seguramente el especialista nos realizará una para descartar patología de ovarios o endometrio.

También en el contexto de la medicina preventiva global de la mujer, aunque no sea tarea específica del ginecólogo, se puede solicitar un análisis de sangre para valorar el estado general de la paciente y una densitometría ósea para detectar la osteoporosis y la eventual necesidad de tratamiento de esta. Esta prueba es recomendable en mujeres con factores de riesgo para osteoporosis (antecedentes familiares, bajo peso, uso de corticoides...) cada 2-3 años.

Un plan global

Si bien la menopausia no necesariamente requiere tratamiento, se puede prescribir un plan de atención que incluya cambios en el estilo de vida, terapias complementarias y/o medicamentos para ayudar a aliviar y controlar las posibles molestias derivadas de este proceso. Este plan puede combinar diferentes enfoques que cambien con el tiempo, dependiendo de los síntomas y otras condiciones de salud y sociales que puedan existir.

Al crear un plan de cuidado, se deben considerar factores como la edad, estilo de vida, manejo de los síntomas, la eficacia de los tratamientos y sus posibles efectos secundarios, y otros riesgos para la salud. Se puede adaptar a la realidad y a las preferencias de cada mujer tras un diálogo médico-paciente. También es importante tener un seguimiento para monitorear los síntomas, con información sobre los riesgos y beneficios de los tratamientos, las pruebas necesarias, a qué especialistas consultar y la frecuencia de las visitas. Tener una red de apoyo mutuo es de gran utilidad, tanto amigas, familiares o asociaciones de mujeres, pueden ayudarnos a entender mejor el proceso y encontrar las maneras de afrontamiento que se adapten a cada realidad.

Llevar un registro o diario de los tratamientos y cómo afectan los síntomas es útil para ajustar el plan.

Entendiendo la Terapia Hormonal Sustitutiva (THS)

A estas alturas del libro ya sabemos que la menopausia marca el fin de la función ovárica, durante la cual los ovarios dejan de producir óvulos y las hormonas estrógeno y progesterona. Este proceso ocurre, en promedio, entre los 50 y 52 años en España. La THM busca reemplazar estas hormonas para mitigar los síntomas asociados.

La disminución de estrógenos puede provocar síntomas en aproximadamente el 80 % de las mujeres, siendo intensos en el 30 % y afectando significativamente su calidad de vida. Incluso en ausencia de síntomas, el déficit de estrógenos puede conducir a osteoporosis y enfermedades cardiovasculares.

Restaurar los niveles de estrógeno puede aliviar estos síntomas. Sin embargo, su uso debe evaluarse individualmente, considerando posibles efectos secundarios.

En décadas pasadas, la THM se administraba rutinariamente a todas las mujeres menopáusicas. En el estudio de 2002, Women's Health Initiative sugirió que aumentaba riesgos cardiovasculares, tromboembolismo y cáncer de mama, lo que llevó a una disminución en su uso. Posteriormente, se identificaron limitaciones en ese estudio, y la THM se reintrodujo, reconociéndose como segura cuando se prescribe adecuadamente y se supervisa. Sin embargo, aquella información caló y muchas mujeres siguen pensando que es peligrosa, cuando nada más lejos de la realidad, pues hay varias terapias hormonales que han demostrado su seguridad a largo plazo. De hecho, el consenso actual fija que el perfil más seguro para recibirlas es el de una mujer postmenopáusica sana, de menos de 60 años o con menos de 10 años de comienzo de la menopausia y con síntomas significativos, ratifica la especialista. Y se han establecido contraindicaciones claras, como estar en tratamiento activo de cáncer de mama o cáncer ginecológico, sufrir un trastorno de coagulación severo, así como tener antecedentes de cáncer hormonodependiente o enfermedad vascular.

Otra cosa es que esta terapia se «publicite» como la única alternativa para no sufrir en la menopausia, anticipando a las mujeres que esa será su opción cuando «ese momento llegue», pero lo cierto es que muchas, sino la mayoría, cuando se adaptan a esta etapa de la vida con las herramientas necesarias pueden vivirla como una etapa muy plena.

Indicaciones y consideraciones

La THM está contraindicada en mujeres con antecedentes de ciertos cánceres hormonodependientes, riesgo de tromboembolismo o enfermedades autoinmunes. En ausencia de estas contraindicaciones, los beneficios pueden incluir:

- Alivio de sofocos y sudores nocturnos.
- Mejora de la hidratación de piel y mucosas, reduciendo problemas urinarios y dolor durante las relaciones sexuales.
- Mejora del estado de ánimo y calidad del sueño.
- Disminución del riesgo de fracturas óseas por osteoporosis.

La decisión de iniciar la THM debe basarse en:

- Tratar a mujeres con menopausia precoz hasta la edad promedio de menopausia.
- Ofrecer tratamiento a aquellas con síntomas que afecten su calidad de vida, evaluando su uso por 2-3 años y considerando pausas para evaluar la recurrencia de síntomas, utilizando la dosis mínima efectiva.
- Administrar THM combinada (estrógenos y progestágenos) a mujeres con útero, ya que el progestágeno contrarresta el efecto proliferativo del estrógeno en el endometrio, reduciendo el riesgo de cáncer endometrial.

- Considerar tratamientos más prolongados (7-10 años) en casos donde la THS se utiliza para prevenir osteoporosis.
- Iniciar la THM dentro de los 10 años posteriores al inicio de la menopausia y antes de los 60 años para maximizar beneficios y minimizar riesgos.
- Seleccionar fármacos y vías de administración (oral, transdérmica o vaginal) basándose en las características individuales y preferencias de la paciente.

Con una evaluación adecuada y supervisión médica, la THM puede ser una opción segura y efectiva para muchas mujeres durante la menopausia.

Beneficios y riesgos

Al considerar la THM, comprender los beneficios y riesgos es crucial para tomar una decisión informada.

Beneficios:

1. **Alivio de los síntomas:** una de las razones principales por las que las mujeres eligen la THM es para aliviar los síntomas de la menopausia, como los sofocos, sudores nocturnos y cambios de ánimo.
2. **Salud ósea:** la THS puede ayudar a reducir el riesgo de osteoporosis y fracturas óseas, ya que el estrógeno juega un papel vital en la densidad ósea.
3. **Salud cardiovascular:** puede reducir el riesgo de enfermedades cardiovasculares, especialmente si se inicia temprano en la menopausia.
4. **Reducción del riesgo de otras enfermedades:** algunos estudios sugieren que podría reducir el riesgo de ciertas enfermedades, como el cáncer de colon y la diabetes tipo 2.
5. **Mortalidad por todas las causas:** las mujeres que empiezan con THM dentro de los 10 años posteriores a la menopausia y la usan a largo plazo pueden tener un riesgo reducido de muerte por cualquier causa.

6. **Salud cerebral:** la investigación en curso está evaluando el potencial de la TRT para prevenir el alzhéimer y otras enfermedades neurodegenerativas. Sin embargo, los resultados son inconclusos, y se necesita más investigación.

Riesgos:

1. **Coágulos sanguíneos y derrames cerebrales:** para las mujeres que usan estrógeno oral, hay un pequeño riesgo de coágulos sanguíneos y derrames cerebrales, similar al riesgo asociado con la píldora anticonceptiva combinada. Sin embargo, este riesgo no está presente con el estrógeno transdérmico (como parches o geles).
2. **Riesgo de cáncer de mama:** algunos estudios muestran un ligero aumento en el riesgo de cáncer de mama, especialmente en las que usan progestinas (una forma sintética de progesterona). Por otro lado, la progesterona micronizada (una forma idéntica al cuerpo) parece no tener un riesgo aumentado durante los primeros cinco años de uso.
3. **Consideraciones por edad:** para las mujeres menores de 50 años, generalmente no hay un riesgo aumentado de cáncer de mama con la terapia solo con estrógeno. Muchas sociedades de la menopausia están de acuerdo en que, para las mujeres que comienzan la THM antes de los 60 años, los beneficios suelen superar los riesgos.

THS y condiciones preexistentes:

Para las mujeres con condiciones de salud preexistentes o que han tenido ciertos tipos de cáncer, la decisión de usar la TRT debe tomarse en consulta con un especialista en menopausia. Algunas mujeres pueden ser aconsejadas a no usar TRT debido a estas condiciones, pero un especialista puede proporcionar orientación actualizada y ofrecer tratamientos alternativos para mejorar la calidad de vida.

Decisión personal

En última instancia, la decisión de usar o no la THS es muy personal. Lo más importante es que cada mujer tenga acceso a información objetiva y basada en evidencia, sin prejuicios ni mitos. Si decides que la THS es la mejor opción para ti, es fundamental que discutas todas las alternativas con tu médico, para asegurarte de tomar una decisión bien informada y segura.

Menopausia y anticoncepción

La fertilidad comienza a disminuir significativamente a partir de los 38 años, aunque las probabilidades de embarazo siguen siendo posibles hasta la menopausia, solo que con menor frecuencia. Por ello, si una mujer no desea concebir, debe seguir utilizando métodos anticonceptivos durante al menos un año después de su última menstruación, ya que ese es el momento que marcamos como menopausia. Aunque los embarazos en esta etapa son raros, no son pocas las historias de mujeres que han quedado embarazadas cerca de los 50 años, e incluso algunos casos han ocurrido después.

Hasta los 50 años

Para mujeres sin factores de riesgo (como hipertensión, problemas cardíacos o tabaquismo), se puede continuar usando anticoncepción hormonal clásica hasta los 50 años. Es un mito que se deba abandonar el uso de píldoras anticonceptivas a ciertas edades; pueden seguir utilizándolas, siempre y cuando la dosis de estrógenos sea la mínima necesaria para controlar bien el ciclo menstrual. En pacientes hipertensas o fumadoras, se puede optar por anticonceptivos de solo progestágenos, que no presentan el mismo riesgo cardiovascular, aunque no son tan efectivos para regular el ciclo como los anticonceptivos combinados.

La terapia hormonal a esta edad también tiene varios beneficios adicionales:

- Ayuda a mantener la masa ósea y previene la osteoporosis.
- Disminuye el riesgo de cáncer de ovario y colon.
- Controla el volumen del sangrado menstrual, que suele ser muy abundante en esta etapa de la vida.
- Regula la periodicidad del ciclo, que tiende a alterarse cerca de la menopausia.

Lo mismo ocurre con el anillo anticonceptivo o el parche, que también son combinados de estrógenos y progestágenos, pero con la diferencia de que no podemos ajustar las dosis como en las píldoras.

Al llegar a los 50 años

Es el momento de suspender el tratamiento para evaluar si la mujer está en la menopausia y si ya no lo necesita. Debemos recordar que, durante el uso de anticonceptivos, las menstruaciones siguen ocurriendo regularmente, lo que hace difícil diagnosticar la menopausia a través de análisis hormonales debido a la influencia del tratamiento.

Métodos a largo plazo o permanentes

A partir de los 40-45 años, muchas mujeres, que ya han decidido no volver a quedarse embarazadas y tienen una pareja estable, buscan opciones anticonceptivas más permanentes o a largo plazo. Entre ellas, se encuentran los métodos quirúrgicos como la vasectomía en hombres y la ligadura de trompas en mujeres. Estos métodos permiten olvidarse del tema, pero tienen la desventaja de que, si se desea revertir la decisión, es necesario realizar una cirugía adicional, que no siempre es posible.

Una opción intermedia muy adecuada para estas mujeres es el dispositivo intrauterino (DIU), que tiene una duración de alrededor de cinco años. Este dispositivo ofrece una protección continua, y si se requiere más tiempo, se puede reemplazar por otro. Existen dos tipos de DIUs:

- **DIU de cobre:** funciona gracias al efecto espermicida del cobre y sus efectos sobre el endometrio. Su desventaja es que puede aumentar el volumen del sangrado menstrual, por lo que no se recomienda en mujeres con reglas abundantes.

- **DIU hormonal:** su acción anticonceptiva se basa en reducir el crecimiento del endometrio, lo que disminuye la cantidad de sangrado, provocando periodos escasos o incluso la ausencia de ellos, sin alterar el equilibrio hormonal de la paciente. Estos dispositivos contienen solo progestágenos, lo que los hace adecuados para quienes no pueden usar anticonceptivos combinados. Además, son útiles para mujeres cuyos ciclos se vuelven más irregulares y con sangrados más intensos a medida que se acercan a la menopausia. Un beneficio adicional es que, al entrar en la menopausia con un DIU hormonal, se pueden reducir los síntomas de sofocos, haciendo que la transición sea más llevadera.

Por último, es importante recordar que todos los métodos anticonceptivos mencionados protegen contra embarazos no deseados, pero no previenen las enfermedades de transmisión sexual. Por lo tanto, si se tienen relaciones sexuales fuera de una pareja estable y monógama, es crucial seguir utilizando preservativo, incluso en la perimenopausia y después de la menopausia.

En conclusión...

La menopausia marca una nueva etapa en la vida de la mujer, y, como toda transición, implica adaptaciones, decisiones y cuidados específicos. Finalizar este libro con un repaso de las revisiones médicas, las pruebas diagnósticas recomendadas, la realidad de la THM y la necesidad de seguir contemplando la anticoncepción, no es casual: es una invitación a mirar esta fase con responsabilidad, información y perspectiva de salud a largo plazo.

El cuidado en esta etapa no debe ser reactivo, sino preventivo. Ser conscientes de los cambios en el cuerpo, acudir a los controles adecuados y valorar, junto al equipo médico, las opciones terapéuticas disponibles —incluida la THM cuando esté indicada— es un acto de autocuidado profundo. Del mismo modo, comprender que la fertilidad no desaparece de forma inmediata permite tomar decisiones conscientes sobre la anticoncepción, evitando riesgos innecesarios.

La menopausia no es un final, sino una oportunidad para redefinir la relación con el cuerpo, priorizar el bienestar y construir un plan de salud que acompañe los años venideros con solidez, equilibrio y plenitud.

Guía práctica para crear tu plan de autocuidado en la menopausia

Esta lista no pretende ser exhaustiva ni prescriptiva. Es un punto de partida para que puedas revisar cómo estás cuidándote en esta etapa y qué aspectos podrías fortalecer. Marca lo que ya haces, lo que te gustaría incorporar o revisar, y añade tus propias ideas.

1. Salud médica y revisiones

- Revisión ginecológica anual (citología, ecografía, control de miomas/pólipos, etc.).
- Mamografía (según edad y antecedentes).
- Analítica general (glucosa, colesterol, función tiroidea, vitamina D, etc.).
- Densitometría ósea (si ya has cumplido los criterios de riesgo).
- Control de la presión arterial.
- Valoración cardiológica si hay antecedentes o síntomas.
- Consulta sobre terapia hormonal sustitutiva (THS) si tienes síntomas o dudas.

2. Alimentación y nutrición

- Aumentar el consumo de alimentos ricos en calcio (lácteos, vegetales de hoja verde, frutos secos).
- Exposición solar segura y/o suplementación de vitamina D si lo indica el médico.
- Disminuir azúcares añadidos y grasas trans.
- Comer proteínas de calidad en cada comida.
- Beber suficiente agua a lo largo del día.
- Valorar el apoyo de una nutricionista si hay cambios de peso o digestivos.

3. Movimiento y cuerpo

- Realizar ejercicios de fuerza (pesas, bandas elásticas, pilates, etc.).

- Caminar o hacer ejercicio cardiovascular.
- Incluir estiramientos o yoga para mejorar la movilidad y reducir tensiones.
- Diseñar una rutina con profesionales con base en mi momento y punto de partida.

4. Sueño y descanso

- Establecer una rutina de sueño regular.
- Reducir el uso de pantallas antes de dormir.
- Evitar cafeína y comidas pesadas por la noche.
- Buscar apoyo si hay insomnio persistente o ansiedad nocturna.

5. Bienestar emocional

- Dedicar tiempo a actividades que disfruto.
- Espacios de silencio, descanso y desconexión.
- Hablar de lo que siento con personas de confianza.
- Terapia psicológica o grupos de apoyo si lo necesito.
- Escribir, leer, crear, meditar... lo que me ayude a procesar y expresarme.

6. Sexualidad y relación con el cuerpo

- Consultar sobre lubricantes, hidratantes o tratamiento si hay molestias genitales.
- Explorar nuevas formas de placer y conexión (sola o en pareja).
- Hablar abiertamente de la sexualidad con la pareja o profesionales de salud.
- Valorar anticoncepción si aún hay riesgo de embarazo.
- Cuidar la autoestima corporal con amor y sin exigencias.

7. Apoyos y red social

- Cuidar y fortalecer vínculos importantes.
- Buscar espacios donde compartir experiencias con otras mujeres.

- Delegar cuando sea necesario y pedir ayuda sin culpa.
- Participar en actividades que me conecten con otras personas.

Ahora puedes pensar en cuál será tu próximo paso. Por ejemplo: «Pedir cita para una revisión ginecológica», «Caminar 20 minutos tres veces esta semana», «Hablar con mi médica sobre la THS», etc.

REFLEXIONES FINALES

Como mujer de casi 50 años, que vive y vivirá en primera persona muchos de los cambios que aquí se abordan, y desde la necesidad de entenderlos mejor y compartir esa información con otras mujeres que puedan estar atravesando lo mismo, me despido.

Con la ayuda de distintas expertas que nos han acompañado, este recorrido ha tratado de ofrecer herramientas para cuidarnos de forma integral: desde el cuerpo, pero también desde la mente y el estilo de vida. No se trata de recetas únicas ni soluciones mágicas, sino de abrir nuevas posibilidades para acompañarnos mejor en esta etapa.

Este capítulo final es una invitación a detenernos, a hacer balance y a reflexionar con calma. Porque la menopausia también puede ser un momento para redirigir la atención hacia una misma, revisar prioridades y, si es posible, empezar a cuidar aquello que tal vez llevamos tiempo dejando en segundo plano: nuestro bienestar.

A continuación, comparto algunas reflexiones que pueden ayudarnos a mirar esta etapa con otros ojos y a reenfocar cómo queremos vivirla.

Durante mucho tiempo, la menopausia se ha vivido bajo una narrativa negativa, marcada por el silencio o la incomodidad. Sin embargo, con el conocimiento adecuado y el apoyo oportuno, esta etapa no tiene por qué vivirse así. Puede convertirse en un momento de transformación, una pausa valiosa para revisar cómo estamos, qué necesitamos y hacia dónde queremos ir.

Muchas mujeres expresan, llegada esta fase, un deseo de simplificar, de soltar ciertas cargas y de priorizar el bienestar personal. Por primera vez en mucho tiempo, aparece con fuerza la necesidad de tomar distancia del ritmo acelerado y de las expectativas ajenas. Algunas lo encuentran en la naturaleza, otras en espacios de silencio, o simplemente en la posibilidad de estar consigo mismas. Sea como sea, surge una pregunta importante: ¿dónde estamos nosotras en nuestra propia lista de prioridades?

En este momento del ciclo vital, el autocuidado deja de ser un lujo y pasa a ser una necesidad. Pero no siempre resulta fácil. Estamos muy acostumbradas a poner a los demás por delante, y a menudo confundimos el autocuidado con egoísmo. No lo es. Cuidarnos implica reconocer nuestras necesidades —físicas, mentales, emocionales— y darles espacio. Es una forma de protegernos, de sostenernos, y también de estar mejor para quienes nos rodean.

La menopausia puede actuar como un filtro que aclara lo que ya no encaja: hábitos, relaciones, responsabilidades o formas de vida que hemos sostenido por inercia. Al mismo tiempo, es una oportunidad para conectar con lo que sí tiene sentido, para soltar el «debería» y abrazar lo que realmente necesitamos. Ese proceso, que puede ser profundamente liberador, a veces remueve emociones antiguas o pendientes. Si es así, no hay motivo para hacerlo sola: buscar apoyo es también una forma de cuidado.

Tal vez ha llegado el momento de preguntarte: ¿cómo está funcionando la vida que llevas? ¿Qué te está costando —no en lo económico, sino en lo físico, mental o emocional— mantener ese ritmo o esas expectativas? Detenerse, aunque sea unos minutos al día, y revisar cómo están nuestras necesidades más básicas (como el descanso, la conexión, el propósito, la calma) puede marcar una diferencia profunda.

No te olvides de...

Pasos simples hacia el autocuidado:

- **Respirar:** antes de hacer cualquier cosa, conecta con la respiración, céntrate y enraíza. Recuperar el control de solo una cosa en tu vida puede marcar toda la diferencia.

- **Delegar:** pregúntate si estás intentando hacer demasiado. ¿Has asumido responsabilidades por cosas que ahora podrían hacer otras personas en tu hogar, ya sea de manera temporal o permanente? Decide qué podrían ser y delega para poder recuperar algo de tiempo.

- **Desconectar de la tecnología un rato:** todos esos sonidos y notificaciones están diseñados para alertarte, pero estar constantemente alerta no nos beneficia, así que apaga las notificaciones y retoma el control. Tal vez decidas que los descansos regulares de tus dispositivos te den aún más espacio en tu vida. Puede que te sorprenda cuánto disfrutas de la paz.

- **Simplemente ser:** date permiso para hacer tiempo para ti misma y disfrutar de la sensación de quietud y simplemente ser. Muchas personas se sienten culpables por hacer eso, pero trata de verlo como tiempo para descansar y restaurarte, lo cual es mucho más positivo.

- **Descansar y reflexionar:** tómate el tiempo que necesites para reflexionar sobre lo que ha pasado antes de despejar el camino para mirar hacia el futuro.

- **Nutrirte:** tómate el tiempo para considerar cómo estás cuidando tu mente, cuerpo y alma, y piensa en cambios positivos para nutrirte en el futuro.

- **Ser amable contigo misma:** a veces podemos ser muy duras con nosotras mismas. Mientras tomas este tiempo para reflexionar, considera cómo te hablas a ti misma: si te criticas a menudo, trata de cambiar eso y trátate un poco más como tratarías a tu mejor amiga.

- **Encontrar tu tribu:** es muy importante tener personas con las que comunicarte que comprendan lo que estás viviendo; pueden ser tus amigas o miembros de una comunidad en línea. El apoyo está ahí fuera.

- **Buscar apoyo profesional:** todos necesitamos apoyo a veces, y si te resulta confuso navegar por este momento de tu vida, no tengas miedo de pedir ayuda profesional.

- **Preparar y planificar:** piensa en qué cambios necesitas hacer y cómo podrías empezar a implementar tus planes para poder vivir la vida que deseas hacia delante.

- **Comunicar:** después de tomarte el tiempo que necesites para considerar tu camino hacia delante, ahora podría ser el momento de comunicar tus pensamientos, sentimientos y planes con quienes te rodean, para darles la oportunidad de apoyarte.

- **Restaurar y renovar:** una vez que hayas descansado, te sientas renovada y tengas un camino claro, es hora de poner esos planes en acción con renovado enfoque y energía.

La menopausia puede ser ese punto de inflexión que nos invite a hacer limpieza —una especie de «primavera interior»—, dejando atrás lo que ya no suma y creando espacio para lo que sí. A partir de ahí, tal vez podamos vivir esta nueva etapa con más claridad, más libertad y más presencia.

Gracias por haberme acompañado en este recorrido. Ojalá estas páginas te hayan servido como una guía y también como un punto de apoyo amable en el camino.

FUENTES DE INTERÉS

Fuentes consultadas de interés

1. **Asociación Española para el Estudio de la Menopausia (AEEM).** Entidad científica que promueve la investigación y formación en menopausia. Organiza congresos y cursos para profesionales de la salud. Página web: aeem.es Destacan sus *Menoguías* (citadas en la bibliografía).

2. **Fundación Española para el Estudio de la Menopausia (FEEM).** Ofrece recursos educativos y programas de formación para mejorar la atención a mujeres en la etapa del climaterio. Página web: feem.es

3. **El Club de la Menopausia.** Comunidad en línea que brinda apoyo emocional, información y recursos prácticos para mujeres en la menopausia. Página web: elclubdelamenopausia.com

4. **Ministerio de Sanidad de España.** Ofrece información sobre la salud de la mujer, incluyendo la menopausia, con recursos, guías y recomendaciones oficiales. Además, cuenta con el sitio web: https://hablemosdelamenopausia.es/ que ofrece consejos sociosanitarios para mujeres.

5. **Sociedad Española de Ginecología y Obstetricia (SEGO).** Una de las principales sociedades científicas de ginecología y obstetricia en España. Proporciona información y recursos

sobre diagnóstico y tratamiento de la menopausia. Página web: sego.es

6. **Fundación Española de Menopausia (FEM).** Especializada en educación y sensibilización sobre la menopausia y la salud femenina. Brinda recursos educativos y apoyo para la gestión de síntomas. Página web: fem.org

7. **Organización Mundial de la Salud (OMS).** Organización internacional que ofrece guías y recursos relacionados con la salud femenina, incluida la menopausia. Página web: who.int

8. **Let's Talk Menopause.** Organización sin fines de lucro dedicada a la educación y el apoyo sobre la menopausia. Su sección «What to Know» ofrece información detallada sobre síntomas, fases y riesgos. Página web: letstalkmenopause.org/what-to-know

9. **Mayo Clinic.** Fuente médica reconocida que ofrece información sobre síntomas y manejo de la menopausia, incluyendo recomendaciones dietéticas. Página web: mayoclinic.org

10. **Office on Women's Health (EE.UU.).** Fuente oficial que aborda la salud femenina y la menopausia en general. Página web: womenshealth.gov

11. **North American Menopause Society (NAMS).** Autoridad especializada con guías y recomendaciones sobre menopausia, alimentación y estilos de vida. Página web: menopause.org

12. **Federación Latinoamericana de Sociedades de Climaterio y Menopausia (FLASCYM).** Agrupa sociedades de 19 países latinoamericanos, organiza congresos y ofrece formación continua a profesionales. Página web: flascym.org

13. **Asociación Española contra la Osteoporosis (AECOS).** Página web: aecos.es

14. **Fundación Hispana de Osteoporosis y Enfermedades Metabólicas Óseas.** Página web: fhoemo.com

15. **American Academy of Dermatology (AAD).** Página web: aad.org

16. **National Institutes of Health (NIH).** Página web: nih.gov

BIBLIOGRAFÍA

- Asociación Española para el Estudio de la Menopausia. (s.f.). *Menoguías para profesionales*. Varios autores. A destacar:
  - Navarro M. C., Losa, F., Beltrán, E., Ortega, M. T., Carretero, M. E., Cañigueral, S., Bachiller, I., Vila, R., Alonso, M. J., López-Larramendi, J. L., Allué, J., Martín, M., Cornellana, M. J., Mendoza, N., Castelo-Branco, C. (2022) Productos naturales en la mujer madura (1ª ed.). Asociación Española para el Estudio de la Menopausia.

- Brink, D. D. (2024). *Making me menopause matter*. Press Sheldon.

- Máñez, C., Guerra, A. (2012). *Sol, fuente de bienestar*. Océano Ámbar.

- Máñez, C., M. Tránsito. (2008). *Salud natural para la mujer*. Océano Ámbar.

- Mosconi, L. (2018). *Brain Food: The Surprising Science of Eating for Cognitive Power*. Avery.

- Northrup, C. (2001). *The Wisdom of Menopause: Creating Physical and Emotional Health and Healing During the Change*. Bantam Books.

- *Osteoporosis. La prevención, el mejor tratamiento*. (2012). Océano Ámbar.